Natascha Weih[illegible]

Gesunde und starke **Hände**

Beschwerden lindern,
Beweglichkeit erhalten

Mit Schritt-für-Schritt-Anleitungen

herbig

Inhalt

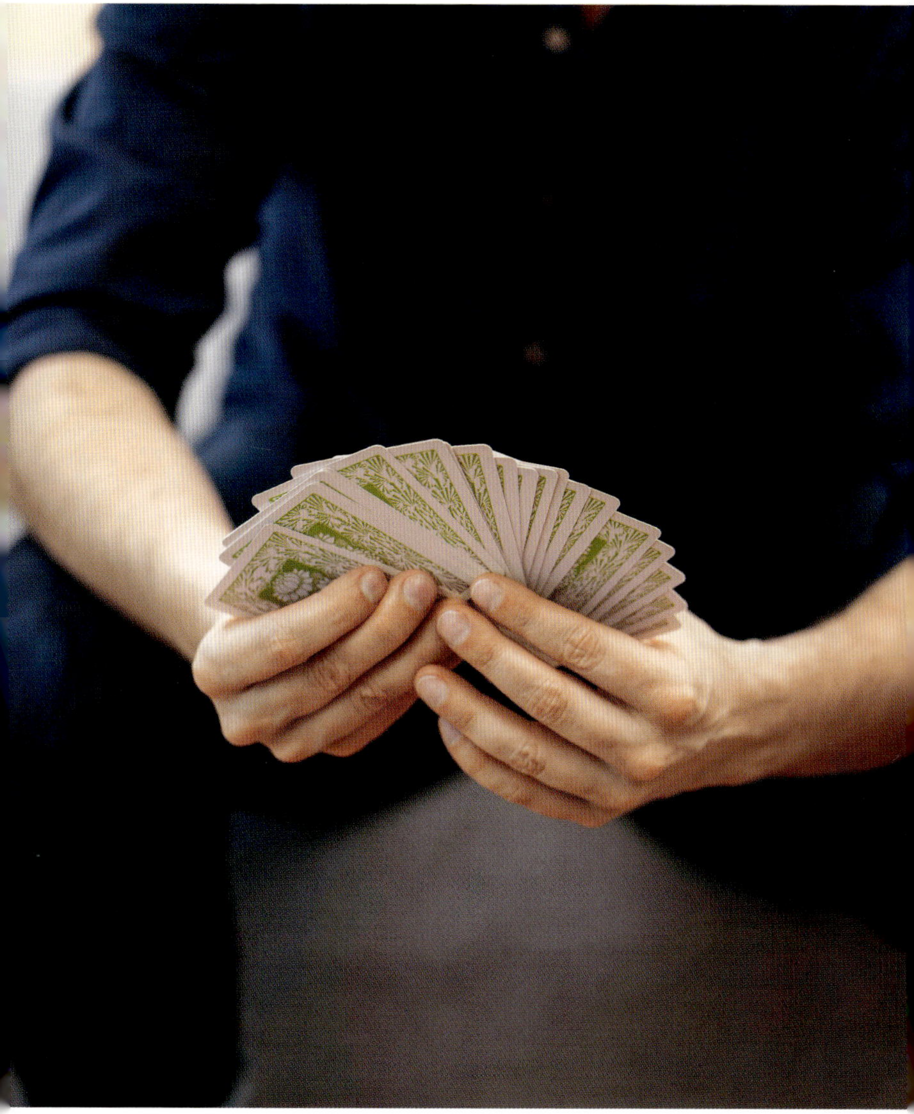

Unsere Hände – einige Gedanken vorab

Unsere Hände sind unsere verlässlichen Partner im Alltag und arbeiten still, präzise und ohne Anweisung unermüdlich Tag und Nacht. Damit sie ihre multifunktionale Arbeit in dieser Vielfalt weiterhin ausüben können, müssen zahlreiche Muskeln und Sehnen höchst koordiniert zusammenarbeiten. Wie andere große Muskelgruppen genießen auch unsere Hände Entspannung und Dehnung, um weiterhin kräftig zupacken zu können. Oftmals vernachlässigen wir in unserem hektischen Alltag jedoch viele Funktionen unserer Hände und reduzieren unsere eigenen Möglichkeiten nur noch auf die Benutzung von z.B. Handy, Tastatur oder elektrischen Fensterhebern. Sich richtig anstrengen, etwas schleppen, ziehen und zerren, etwas selber erschaffen – das machen wir inzwischen viel zu selten und verlieren so einen großen Teil unserer Beweglichkeit, Geschicklichkeit, Koordination und Kraft.

Erst bei Erkrankungen oder Verletzungen unserer Hände beginnen wir uns mit den vielfältigen Funktionen dieser Wunderwerkzeuge zu beschäftigen. Oft müssen dann all diese Selbstverständlichkeiten des Tuns von einfachen Dingen wieder mühsam erlernt und zurückerobert werden. Hierbei möchte ich Ihnen helfen, indem ich zahlreiche Übungen und Möglichkeiten zur Verbesserung der Koordination, aber auch zur Kräftigung und Entspannung unserer wunderbaren Präzisionswerkzeuge zusammengestellt habe. Diese können Sie einfach und oft nebenbei in den Alltag integrieren.

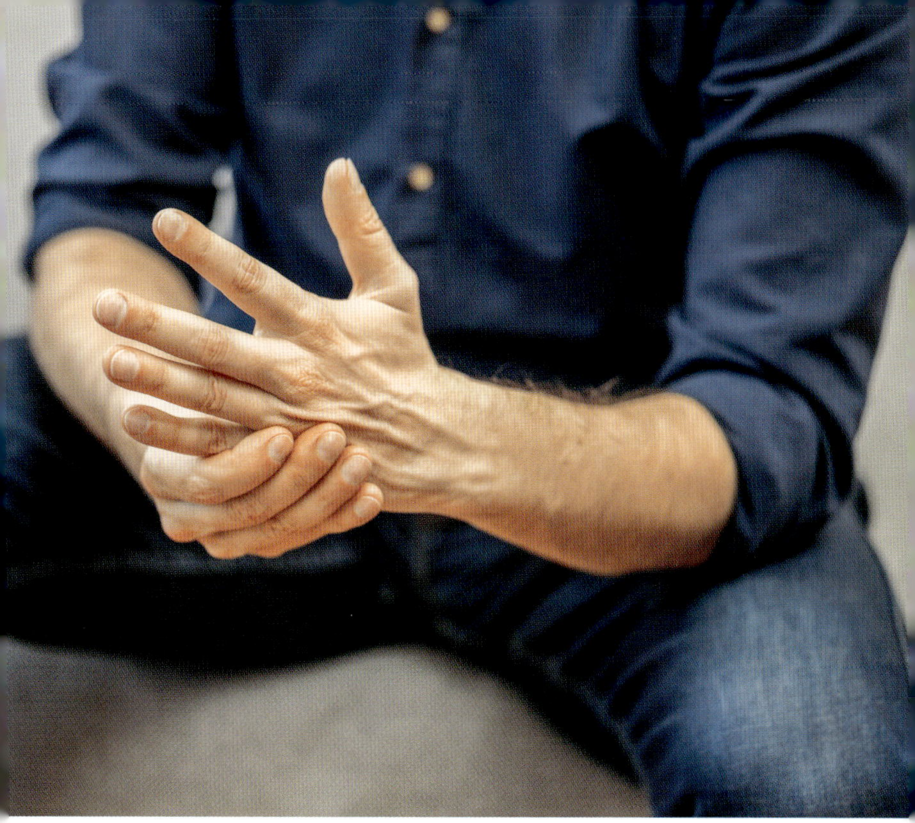

Allerdings gibt es auch Verletzungen und schleichende Erkrankungen, bei denen Sie ab einem bestimmten Zeitpunkt unbedingt den Rat eines Facharztes einholen sollten. Die häufigsten Krankheitsbilder werden in diesem Buch vorgestellt, begleitet von praktischen Tipps, was Sie selbst tun können. Ab wann es sinnvoll und nötig ist, sich in professionelle Hände zu begeben – auch bei dieser Entscheidung möchte ich Sie unterstützen, um schwerwiegendere Folgen für unsere tollen Greiforgane – unsere Hände – »tunlichst« zu vermeiden.

Ihre Natascha Weihs

Die Hand – ein komplexes und filigranes Werkzeug

Wer von uns macht sich schon Gedanken darüber, was unsere Hände Tag für Tag leisten? Wir nutzen sie nicht nur für kleine, selbstverständliche und große kreative Tätigkeiten – auch für die zwischenmenschliche Kommunikation sind sie unentbehrlich. In diesem Kapitel erfahren Sie mehr über den grundlegenden Aufbau des Wunderwerkzeugs Hand und wie die vielfältigen Komponenten darin zusammenwirken.

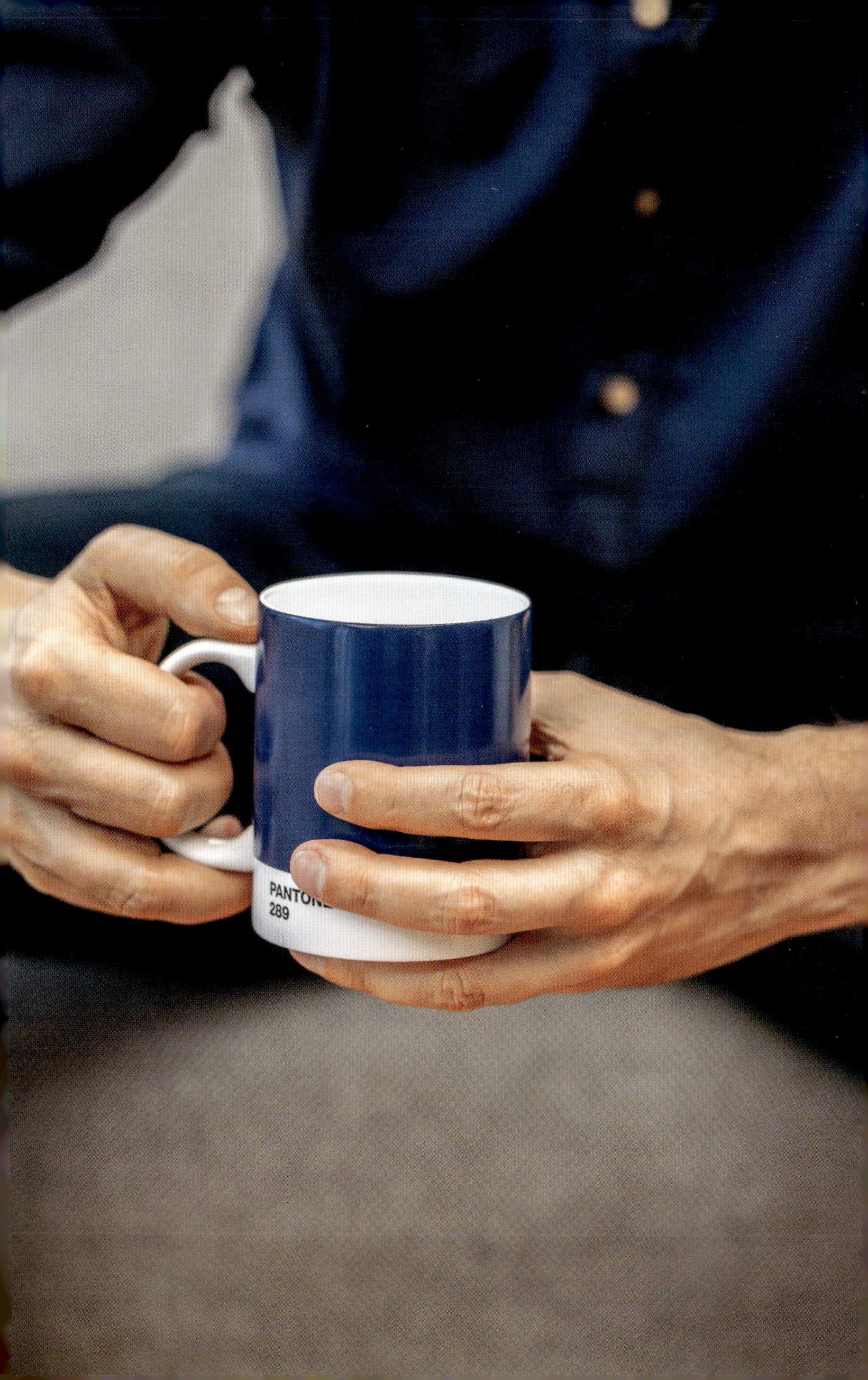
289

Die **Grundlagen**

Ein vielseitiges Wunderwerk

Unsere Hände sind einfach zu bewundern. Sie arbeiten ohne Anleitung still vor sich hin und werden scheinbar niemals müde. Halten Sie kurz inne und nehmen Sie sich einen Augenblick Zeit, um darüber nachzudenken, was Ihre Hände bis zu diesem Moment an diesem Tag schon alles geleistet haben – ohne dass Sie normalerweise auch nur einen Gedanken daran verschwendet hätten! Den Wecker abstellen, die Bettdecke zurückschlagen, Türen öffnen, Wasserhähne bedienen, sich waschen, abtrocknen, föhnen, Zähne putzen, anziehen, Kaffee zubereiten, Schlüssel umdrehen, Taschen tragen, kochen und vieles mehr. Mit einer großen Selbstverständlichkeit verwenden wir unsere Hände unentwegt für die unterschiedlichsten Aufgaben. Wir übertragen ihnen vertrauensvoll viel Verantwortung für uns und unseren Alltag: beim Essen, Autofahren, Schreiben, Musizieren, bei der Verwendung des Handys, bei sportlichen Aktivitäten und vielem mehr. Wir können mit diesen Wunderwerkzeugen kraftvoll zupacken und ganze Häuser bauen.

Wir können mit unseren Händen aber auch Verbindungen aufnehmen und Kontakte mit unseren Mitmenschen knüpfen. Andere zu berühren – sanft, liebevoll und beruhigend, oder wenn es sein muss auch grob, abweisend oder gar zur eigenen Verteidigung –, das alles machen unsere Hände möglich. In manchen Kulturen werden Hände als Symbol des Wohlstands bemalt und geschmückt, in anderen Kulturen dagegen werden Finger abgetrennt als Strafe für begangene Verbrechen.

In unseren Breitengraden lackieren wir gerne die Nägel und tragen Schmuck oder Symbole wie Eheringe, deren Bedeutung jeder auf den ersten Blick erfassen kann. Im Gespräch drücken wir über Gesten unsere Emotionen aus und verstärken dadurch so manche Aussage, aber in vielen Situationen können wir uns auch wortlos über Zeichensprache miteinander verständigen. Unwissend geben die Hände Auskunft über unseren Gemütszustand und lassen so unbemerkt manche Einblicke in unser eigenes Seelenleben zu. Diese wunderbaren Werkzeuge unseres Körpers sind sogar in der Lage, durch Ertasten der Buchstaben in Brailleschrift die Augen für Blinde ein Stück weit zu ersetzen und ihnen so den Alltag etwas zu erleichtern.

Unsere Hände sind in ihrer Vielfalt an Funktionen für uns die Verlängerung unseres Gehirns, und wir benutzen sie ganz selbstverständlich – ohne auch nur einen Moment darüber nachdenken zu müssen, »was zu tun« ist. Sie arbeiten wie von allein, und viele Tätigkeiten gehen uns ganz »leicht von der Hand«. Wir können ihnen wortwörtlich blind vertrauen.

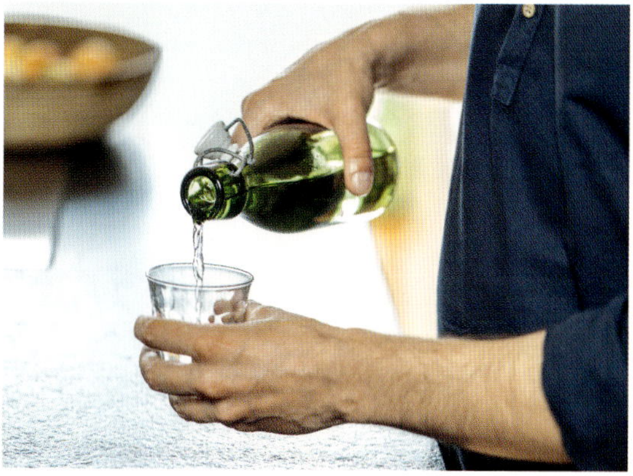

Unsere Hände sind ein vielseitiges, unverzichtbares Werkzeug und Hilfsmittel in unserem Alltag.

Die **Anatomie** der Hand

Unser sensibles Greiforgan

Die Hand schließt sich körperfern an das Handgelenk an und besteht aus 27 Knochen, 29 Gelenken, drei großen Nerven, die sich in kleinste Nervenäste bis in die Fingerkuppen aufzweigen, mindestens 123 Bändern, feinsten Blutgefäßen, Tausenden von Tastkörperchen und zahlreichen Muskeln. All diese Strukturen zusammen bilden ein komplexes, filigranes und präzise arbeitendes Werkzeug. An den Fingern selbst haben wir keine Muskeln. Die Muskeln, die unsere Finger bewegen, befinden sich am Unterarm und im Handbinnenbereich. Der Daumen ist an ca. 50 % unserer Handfunktionen beteiligt und wird alleine über neun Muskeln und über mehr als 20 Bänder gesteuert. Die Hand ist ein sensibles Greiforgan, sogar sensibler als das Auge. Sie spiegelt Wahrnehmung auf mehreren Ebenen, spürt Temperatur, kann Druck und Vibration unterscheiden.

Knochen und Gelenke

Der Unterarm besteht aus zwei langen Knochen, die nahezu parallel zueinander verlaufen, beginnend beim Ellbogen: der Elle (*Ulna*) und der Speiche (*Radius*). An sie schließt sich das Handgelenk an, das aus mehreren Teilgelenken besteht. Die Handwurzel wird aus acht größeren und kleineren Handwurzelknochen gebildet, die sich in zwei Reihen zu je vier Knochen formieren: einer körpernahen (proximalen) und einer körperfernen

DIE KNOCHEN DER HAND

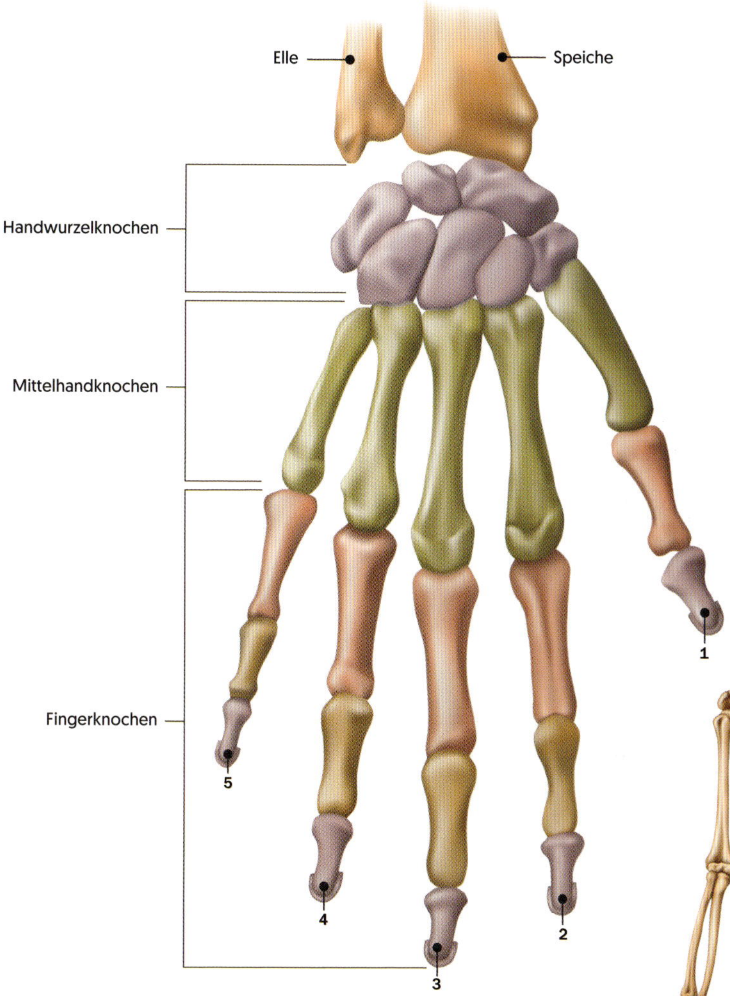

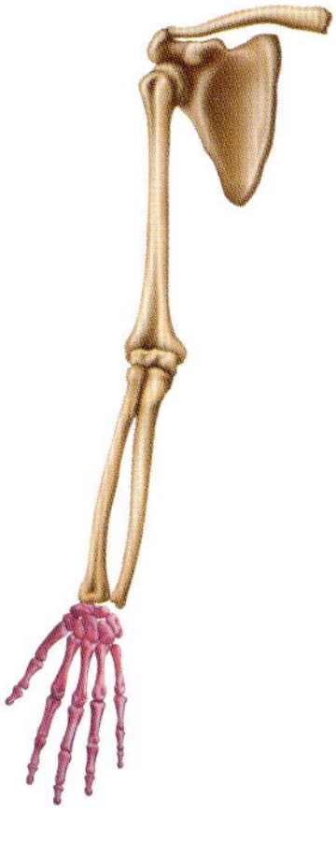

Unsere Hand besteht u. a. aus 27 Knochen, 29 Gelenken und mindestens 123 Bändern.

(distalen) Reihe. Eine wichtige Rolle für die Bewegung unseres Handgelenkes spielen in der ersten (proximalen) Handwurzelreihe das Kahnbein und das Mondbein, die zusammen mit der Speiche das unterarmnahe Gelenk bilden. Eine Knorpelscheibe über dem Ellenkopf trennt die Elle von der ersten Handwurzelreihe und dient unter anderem als eine Art Stoßdämpfer. Auch zwischen den beiden Handwurzelreihen findet Bewegung statt, sodass sich mehrere Teilgelenke ergeben, die als funktionelle Einheit das Handgelenk bilden. Unser Handgelenk kann in zwei Richtungen bewegt werden: zum einen die Streckung nach oben in Richtung Handrücken und die Beugung nach unten in Richtung Handinnenfläche, zum anderen können wir das Handgelenk seitlich in Richtung Daumen bzw. Kleinfinger bewegen. Die für den Alltag wichtige Umwendbewegung (Handfläche nach oben und unten drehen) findet zwischen Elle und Speiche statt.

Betrachten wir unsere Hand weiter in Richtung der Finger, stoßen wir im Anschluss an die zweite (distale) Handwurzelreihe auf die Mittelhand, bestehend aus fünf Mittelhandknochen. Weiter nach körperfern betrachtet, schließen sich der Daumen und vier Finger an. Die Finger bestehen jeweils aus einem Grundglied, einem Mittelglied und einem Endglied. Diese sind über Grund-, Mittel- und Endgelenke miteinander verbunden. Im Gegensatz zu den Fingern ist der Daumen deutlich kürzer und besteht nur aus einem Grund- und einem Endglied. Diese sind ebenfalls über das Daumengrundgelenk sowie das Daumenendgelenk miteinander verbunden.

Allerdings hat unser Daumen noch eine Besonderheit, nämlich das Daumensattelgelenk. Dieses wichtige Gelenk wird aus zwei kleinen Handwurzelknochen (dem großen und dem kleinen Vieleckbein) der zweiten Handwurzelreihe und dem Mittelhandknochen des Daumens gebildet. Es ist ein durch die Evolution besonders entwickeltes Gelenk, durch das der Daumen den Fingern gegenübergestellt werden kann. So wird ein Zusammenspiel des Daumens mit den Fingern ermöglicht, was den Handlungsspielraum und die Einsatzmöglichkeiten unserer Hände entscheidend erweitert.

Daumen und Finger – ein hochkomplexes Zusammenspiel

Der Daumen spielt eine wichtige Rolle bei unseren alltäglichen Tätigkeiten: Denn durch das Gegenüberstellen des Daumens (Opposition) zu den Fingern kann die menschliche Hand als Greifwerkzeug und zum Festhalten von Gegenständen als hochkomplexes Werkzeug äußerst präzise benutzt werden. Diese Funktionsmöglichkeit ist das Ergebnis von Jahrmillionen der Evolution.

Alles wirkt zusammen – Bänder, Sehnen und Muskeln

Grundsätzlich bestehen unsere Gelenke aus mindestens zwei knöchernen Gelenkpartnern: einem Gelenkkopf und einer Gelenkpfanne. Die knöchernen Enden sind jeweils von einer Knorpelschicht überzogen, die als Puffer dient. Zwischen den knorpeligen Enden der Gelenkpartner befindet sich die Gelenkflüssigkeit, die unter anderem für die Ernährung des Knorpels zuständig ist. Diese Flüssigkeit wird von der inneren Schicht der Gelenkkapsel gebildet, einer das Gelenk umgebenden Hülle aus festem Bindegewebe. Auf der Gelenkkapsel sind Bänder befestigt, die zusammen mit der Gelenkkapsel für die Stabilisation des Gelenkes verantwortlich sind.

Unsere Bänder bestehen aus einem sehr festen Bindegewebe, das eine hohe Reißfestigkeit garantiert. Der Kapselbandapparat bestimmt somit jeweils den Bewegungsradius eines Gelenkes und schützt es vor übermäßigen oder schädlichen Bewegungen, wie z.B. Überstrecken, Überdehnen

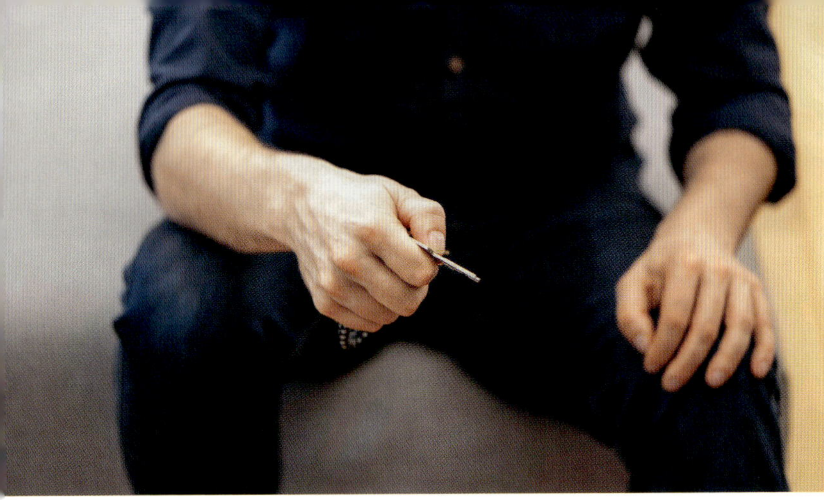

Durch die mögliche Opposition des Daumens können wir Gegenstände festhalten und benutzen.

oder dem Auskugeln. Die Beweglichkeit eines Gelenkes wird durch die Form der Gelenkpartner, die Festigkeit des Kapselbandapparates und die Anordnung der Bänder bestimmt. An den Mittel- und Endgelenken unserer Finger lassen die Kapselbandstrukturen nur eine Bewegungsrichtung zu, nämlich eine Beugung und Streckung. Allerdings haben wir an den Grundgelenken zudem die Möglichkeit, eine seitliche Bewegung durchzuführen, das Abspreizen und Zusammenführen der gestreckten Finger, wodurch eine fast kreisförmige Bewegung in diesen Gelenken zustande kommt. Der Daumen hingegen kann im Sattelgelenk in mehrere Richtungen bewegt werden: Er kann von der Hand seitlich sowie zur Handinnenfläche hin abgespreizt und herangeführt werden, was zusammengesetzt die schon beschriebene Gegenüberstellung zu den Fingern bzw. Opposition des Daumens ermöglicht.

Wie straff die Bänder sind, hängt nicht zuletzt von der Stellung des jeweiligen Gelenkes ab. In bestimmten Gelenkstellungen sind unsere Bänder sehr straff angeordnet; in anderen Gelenkstellungen liegen sie locker auf der Gelenkkapsel auf und geben etwas mehr Bewegung für das Gelenk frei.

Nehmen wir als Beispiel die Grundgelenke. Versuchen Sie, Ihre Finger weit auseinanderzuspreizen, einmal bei gestreckten Grundgelenken und einmal bei gebeugten Gelenken. Können Sie den Unterschied feststellen? Bei gestreckten Gelenken werden Sie die Finger leichter und weiter auseinanderspreizen können als bei gebeugten Grundgelenken. Wenn die Finger in Streckung gehalten werden, sind die seitlichen Bänder der Grundgelenke entspannt und lassen mehr Bewegung zu. In Beugung dagegen sind die Bänder gespannt, weshalb im Vergleich weniger seitliche Bewegung möglich ist.

Für die aktive Bewegung der Gelenke unseres Körpers sind Sehnen und eine bestimmte Art von Muskulatur zuständig, die Skelettmuskulatur. Um die Knochen gegeneinander zu bewegen, sind die Muskeln über derbe bindegewebige Sehnen auf den Knochen angeheftet und bilden so zusammen eine aufeinander abgestimmte Funktionseinheit. Die Muskelbäuche kön-

MUSKULATUR DER HAND

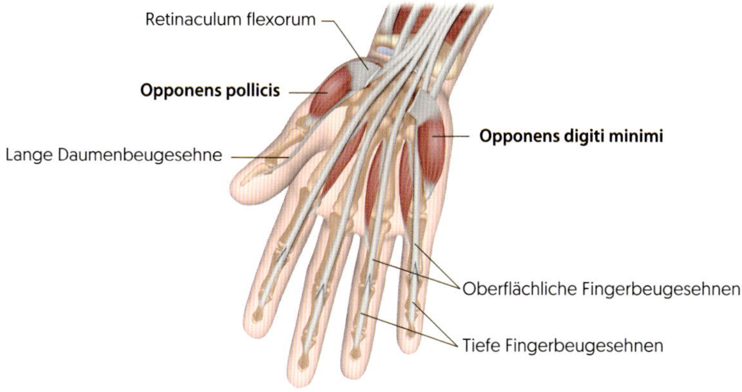

Die Muskulatur der Hand ist sehr komplex und besteht aus über 30 Muskeln.

nen sich zusammenziehen, entspannen und auch verlängern bzw. gedehnt werden, wohingegen die Sehnen stabil, reißfest und kaum elastisch sind. Um eine Bewegung auszuführen, muss unsere Muskulatur aktive Arbeit verrichten, indem sie sich verkürzt (kontrahiert).

Die Muskulatur der Hand kann in zwei Gruppen aufgeteilt werden: die kurzen und die langen Handmuskeln. Die kurzen Handmuskeln bzw. die Handbinnenmuskulatur sind kleine, kräftige Muskeln, die zum einen zwischen unseren Mittelhandknochen liegen und zum anderen sowohl den Daumenballen als auch den Kleinfingerballen bilden. Mit ihrer Hilfe können wir die Finger spreizen und zusammenführen sowie den Daumen in alle Richtungen bewegen.

Eine Besonderheit unserer Hände sind die langen Handmuskeln, die sowohl für die Beugung und Streckung der Finger als auch des Handgelenkes verantwortlich sind. Ihre Muskelbäuche befinden sich weit entfernt von der Hand am Unterarm und sind über kurze Sehnenansätze im Bereich des Ellenbogens befestigt. Schon auf Höhe der Mitte des Unterarms gehen diese Muskelbäuche in nicht dehnbare Sehnen über, welche noch einen langen Weg bis zu den Fingerspitzen zurücklegen müssen, denn letztendlich findet ja erst hier die Bewegung statt. Diese Sehnen sind also sehr lang. Zu ihrem Schutz und für eine gute Kraftübertragung werden sie über den langen Weg möglichst nah am Knochen geführt und durchlaufen einige Engstellen, wie zum Beispiel den Karpaltunnel auf der Beugeseite der Handwurzel. Nachdem die Beugesehnen diesen wieder in Richtung Finger verlassen haben, werden sie ab den Grundgelenken über ein spezielles System aus Ring- und Kreuzbändern eng am Knochen geführt – auch hier dient das einer guten Kraftübertragung, z. B. um einen kraftvollen Faustschluss zu gewährleisten.

Auf der Rückseite unserer Hand wird die Streckmuskulatur ebenfalls auf Höhe des Handgelenkes durch eine bandartige Struktur aus festem Bindegewebe geführt. Ab den Grundgelenken schließt sich ein komplizierter Strecksehnenapparat an, der über einstrahlende Faserzüge von den

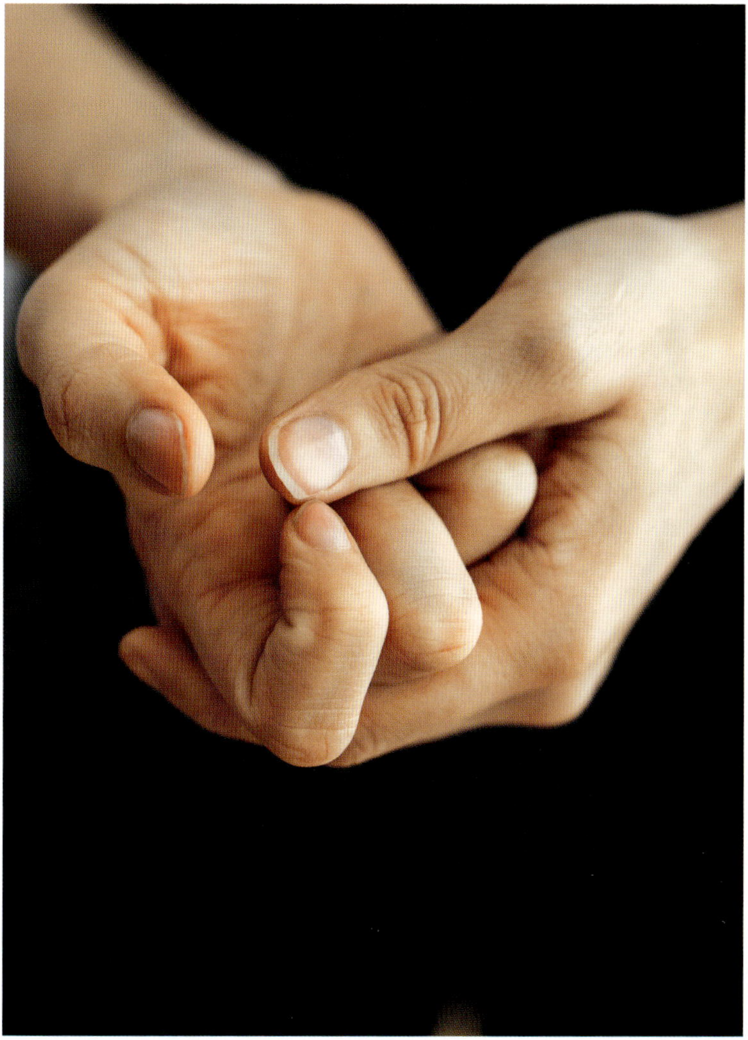

Die langen Handmuskeln sind für die Beugung und Streckung der Finger und des Handgelenks verantwortlich.

Gut zu **wissen**

Sehnen sind schlechter durchblutet als Muskeln und heilen daher auch viel langsamer. Eine Sehnenverletzung braucht deshalb bis zu zwölf Wochen, um auszuheilen.

kleinen kurzen Handbinnenmuskeln ebenfalls einen Verlauf eng am Knochen garantiert.

An Stellen, an denen unsere Sehnen direkt auf oder über Knochenvorsprüngen verlaufen, werden sie von Sehnenscheiden umgeben. Diese dienen sowohl zur Ernährung der Sehnen als auch zum Schutz vor Reibung bei Bewegung.

Die Gefäße der Hand

Die Durchblutung unserer gesamten Hand wird durch zwei große einfließende Gefäße (Arterien) einmal von der Speichen- und einmal von der Ellenseite her sichergestellt, die sich zu einem sogenannten Hohlhandbogen im Handteller vereinigen. Von hier aus lassen sich kleine Äste bis in die Fingerspitzen verfolgen. Das Blut wird über kleinste Venen von den Fingerspitzen wieder zurückgeführt; dabei sorgt im Wesentlichen viel Bewegung dafür, dass das Blut zum Herzen zurückgepumpt werden kann.

Die Nerven der Hand

Unsere Nerven haben vielfältige Aufgaben: Neben der Versorgung und Impulsgebung der Muskulatur sind sie auch für unseren Tastsinn und die Unterscheidung verschiedener Wahrnehmungen, wie z. B. Temperatur, Druck, Oberflächenbeschaffenheit oder Gewicht verantwortlich. Von der Halswirbelsäule geht ein großes Nervengeflecht aus, das sich im Verlauf in drei große Armnerven aufteilt. Diese drei Nerven übernehmen an unserer Hand jeweils unterschiedliche sensible (für das Gefühl verantwortliche) und motorische (für die Bewegung verantwortliche) Versorgungsgebiete. Der Speichennerv *(Nervus radialis)* zieht an der Streckseite unseres Arms entlang und ist für die Versorgung fast der gesamten Streckmuskulatur sowie für einen großen Teil der Sensibilität des Handrückens verantwortlich. Der Mittelnerv *(Nervus medianus)* verläuft an der daumenseitigen Speiche auf der Unterseite (Beugeseite) unseres Arms und versorgt v. a. die langen Beugemuskeln am Unterarm, die für die Bewegung vom Daumen bis zum Ringfinger verantwortlich sind. Der Mittelnerv ist zudem für die Sensibilität des Daumens und der ersten drei Finger zuständig. Weiter zur Kleinfingerseite gelegen, verlaufen der Ellennerv *(Nervus ulnaris)* sowie der Mittelnerv auf der Unterseite unseres Arms entlang und versorgen die Muskulatur des Ring- und Kleinfingers sowie auch die Sensibilität in dieser Region. Die kurzen Handmuskeln werden teils vom Mittel- und teils vom Ellennerv versorgt. Bei Verletzung eines Nervs kommt es zu Ausfällen der Muskulatur, also auch der Motorik, sowie zu Gefühlsstörungen bis hin zur kompletten Taubheit im jeweiligen Versorgungsgebiet.

Gut zu **wissen**

Schmerzen in der Hand oder ein unspezifisches Kribbeln können ihre Ursache darin haben, dass an einer anderen Körperstelle wie etwa der Halswirbelsäule Druck auf die Nerven entsteht, etwa durch (verspannte) Muskeln, Bänder und Bindegewebsstrukturen.

Trainingsprogramm für bewegliche Hände

Mit diesen einfachen Übungen mobilisieren und kräftigen Sie Ihre Hände, lindern vorhandene Beschwerden und erhalten die Beweglichkeit und Geschmeidigkeit Ihrer Finger. Ob mit oder ohne praktische Hilfsmittel – hier finden Sie viele Möglichkeiten für ein effektives Handtraining und dazu hilfreiche Wellness-Tipps zum Entspannen zwischendurch.

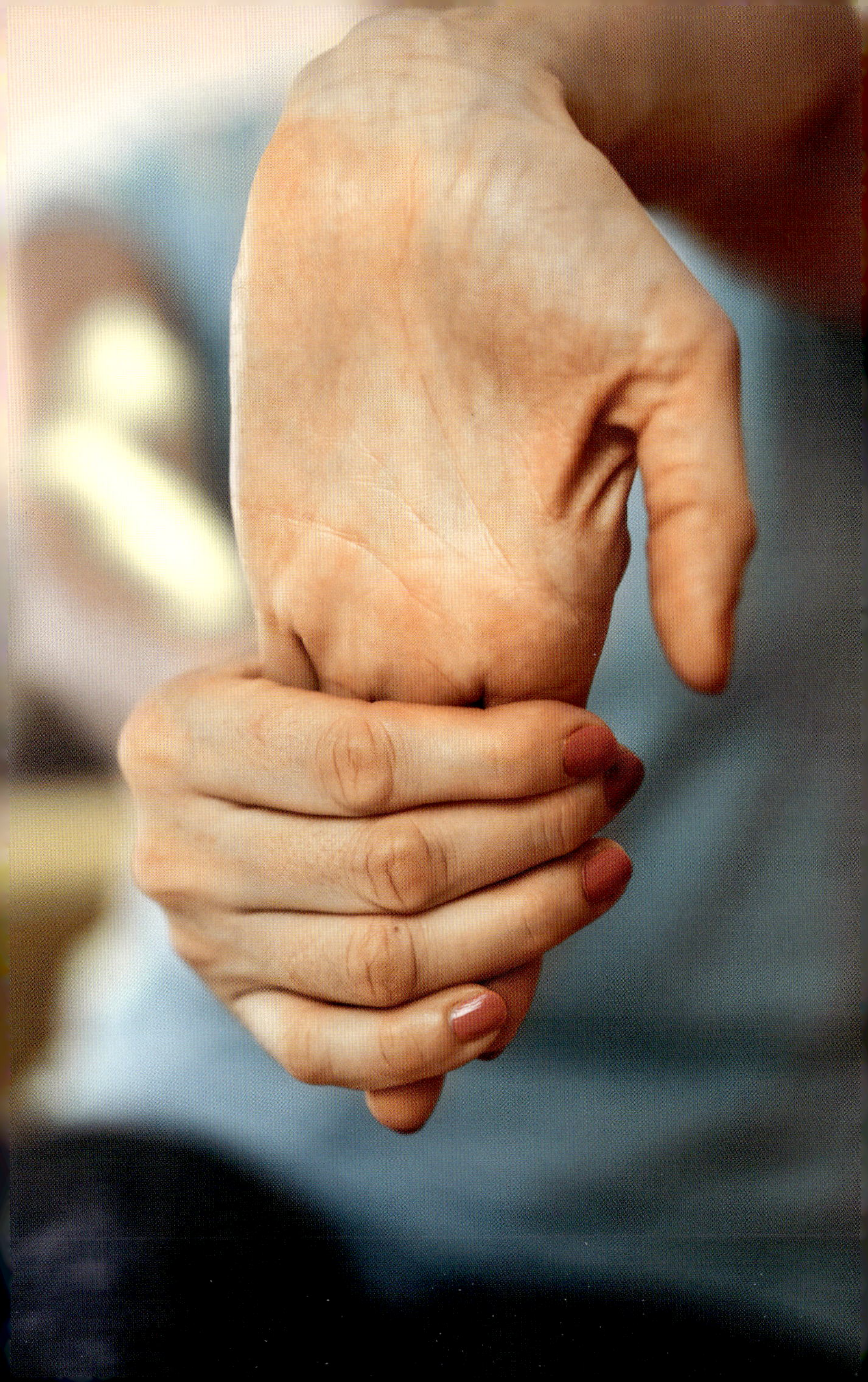

15 Minuten für mehr **Hand-Power**

Wie häufig sollte man üben?

Wir neigen gerne dazu, erst dann etwas für unseren Körper zu tun, wenn etwas nicht mehr so gut funktioniert, wie wir es gewohnt sind. Wenn Strukturen Schmerzen im Alltag verursachen oder gar beschädigt sind, sei es der Rücken, die Knie, die Wirbelsäule oder eben auch die Hände – erst dann werden wir aktiv. Aber was wäre denn, wenn wir unseren Händen oder auch unserem ganzen Körper etwas früher und etwas mehr Aufmerksamkeit schenken würden? Nicht viel, nur **ca. 10 bis 15 Minuten 2 bis 3 Mal in der Woche.** Wir verbringen täglich so viel Zeit mit anderen unwichtigeren Dingen, aber für unser größtes Gut – unsere Gesundheit – ist es oft aufwendig oder gar lästig, sich bewusst Zeit zu nehmen. In der Medizin wird von Prävention, also Vorbeugung, gesprochen; sprechen wir doch lieber vom Erhalt unserer körperlichen und geistigen Gesundheit und verwenden wir dafür einen kleinen Teil unserer kostbaren Zeit. Routinen einzuführen bedarf einiger Anstrengung, aber wenn man es schafft, sie als Selbstverständlichkeit in den Alltag zu integrieren, dann ist es plötzlich gar nicht mehr so schlimm und man kann stolz darauf sein, täglich etwas nur für sich zu tun.

Ein Trainingsprogramm sollte immer aus drei Teilen bestehen. Das Aufwärmen bereitet die Muskulatur auf die Kräftigungsübungen vor, und die Dehnung am Ende dient der Entspannung und guten Durchblutung.

Übungen auswählen

Wählen Sie für Ihr Training jeweils mindestens fünf Übungen und trainieren Sie beide Hände und alle Finger gleichmäßig, gerne auch parallel mit beiden Händen gleichzeitig. Führen Sie die Übungen, wenn nicht anders beschrieben, langsam und bewusst mit großer Kraft aus.

Aufwärmen

Um sich auf ein Training vorzubereiten, müssen Muskeln, Bänder, Faszien, Knochen und Gelenke erst einmal in Schwung kommen und langsam vorbereitet werden. Eine gute Möglichkeit ist, die Vorbereitungsübungen in einem angenehm warmen Handbad vorzunehmen oder schon morgens unter der Dusche zu starten. Natürlich können Sie auch im Trockenen, einfach nur mit sanften, fließenden Bewegungen der gesamten Hand, beginnen. Nach diesen Übungen sollten sich Ihre Muskeln und Gelenke locker und weich anfühlen.

Führen Sie die einzelnen Übungen jeweils ca. 5 bis 7 Mal hintereinander mit beiden Händen gleichzeitig aus, oder für eine bessere Koordination abwechselnd rechts und links. Danach schütteln Sie Ihre Hände und Arme kräftig aus, bevor Sie mit den Mobilisierungs- und Kräftigungsübungen beginnen.

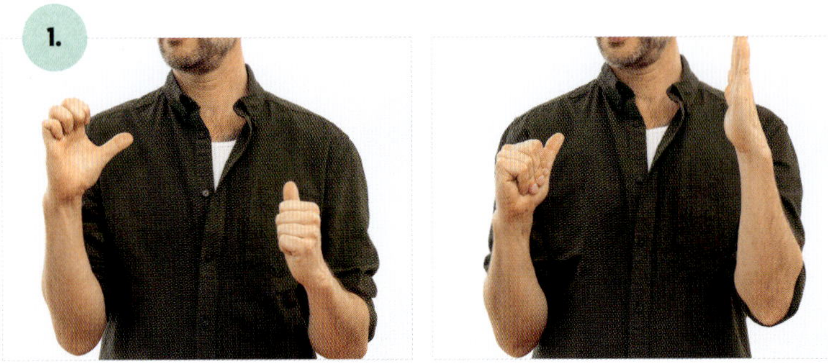

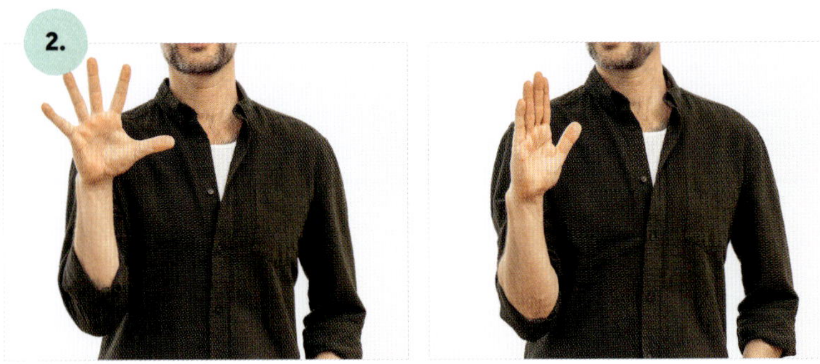

1. **Kleine Faust:** Beugen Sie (nur) die End- und Mittelgelenke vom Zeigefinger bis zum kleinen Finger locker zur Faust und strecken Sie dann die ganze Hand wieder weit auf. Führen Sie diese Übungen langsam und bis zum Ende ganz bewusst mit beiden Händen aus.
   Erweiterung der Übung: Rollen Sie die End-, Mittel- und Grundgelenke aller Finger Gelenk für Gelenk bis zu einer richtigen Faust ein und genauso wieder in die Streckung zurück.
   Noch eine Erweiterung: Rollen Sie wieder alle Finger Gelenk für Gelenk von den Endgelenken aus beginnend über die kleine Faust zur großen Faust – jetzt schieben Sie von hier die Fingerspitzen noch ein-

mal so weit wie möglich weiter in Richtung Handgelenk. Kurz am Ende verweilen und dann wieder aufrollen.

2. Spreizen Sie alle fünf Finger weit auseinander und führen Sie sie wieder zusammen.
3. Lassen Sie Ihre gestreckten Finger – nur über die Grundgelenke – locker ein schnelles Klavierstück spielen.
4. Lassen Sie die Daumen frei und locker umeinander kreiseln. Wechseln Sie zwischendurch die Richtung (5 Mal pro Richtung genügt).
5. Spreizen Sie Ihre Daumen weit von den übrigen vier gestreckt aneinanderliegenden Fingern ab und führen Sie diese wieder an die Hand heran.

3.

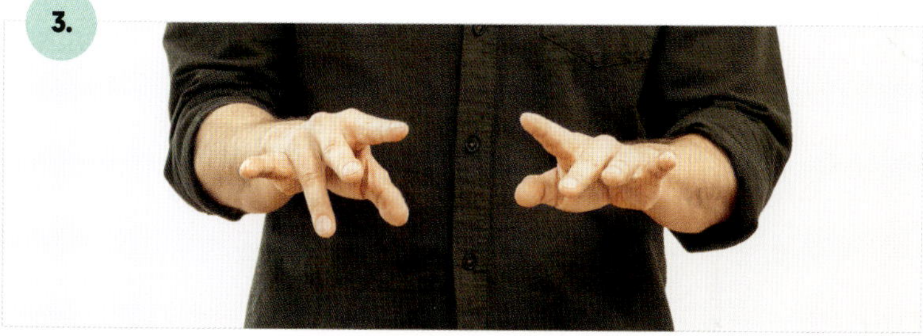

4.

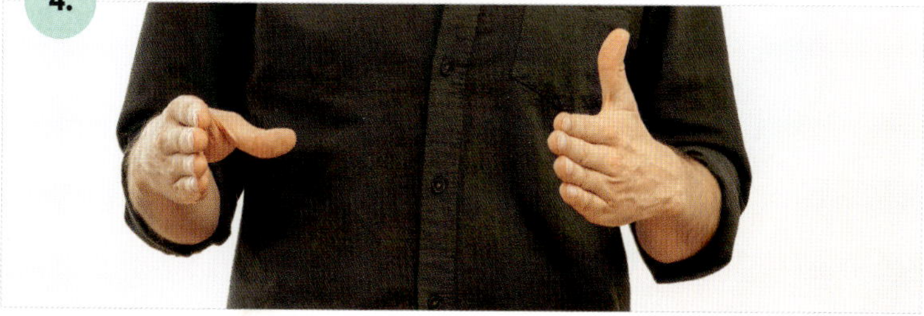

6. Beugen Sie Ihre Daumen anschließend so weit in die Handinnenfläche wie möglich und strecken Sie diese wieder weit zurück.
7. Bewegen Sie die Handgelenke mit kreisenden Bewegungen.

6.

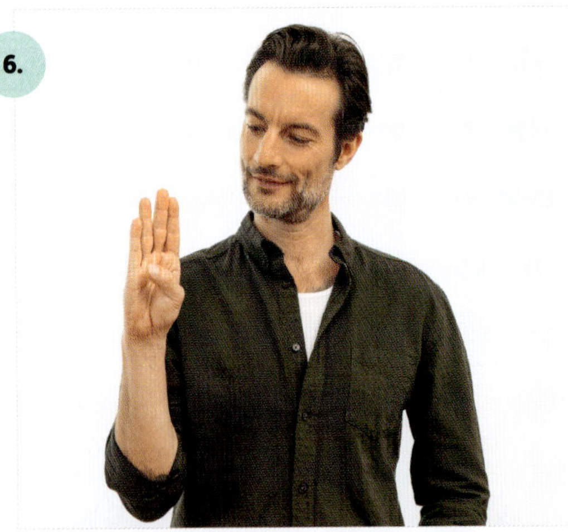

7.

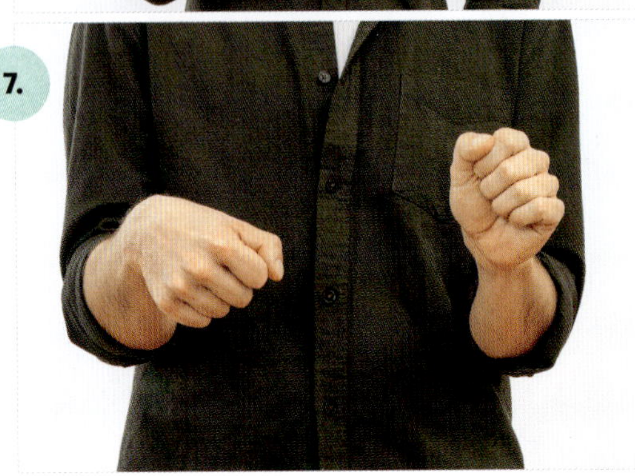

8. Lassen Sie das Handgelenk bei entspannten Fingern nach hinten fallen. Dann bewegen Sie das Handgelenk mit geöffneten Fingern locker nach vorne – so als ob Sie einen Dartpfeil werfen wollten.

8.

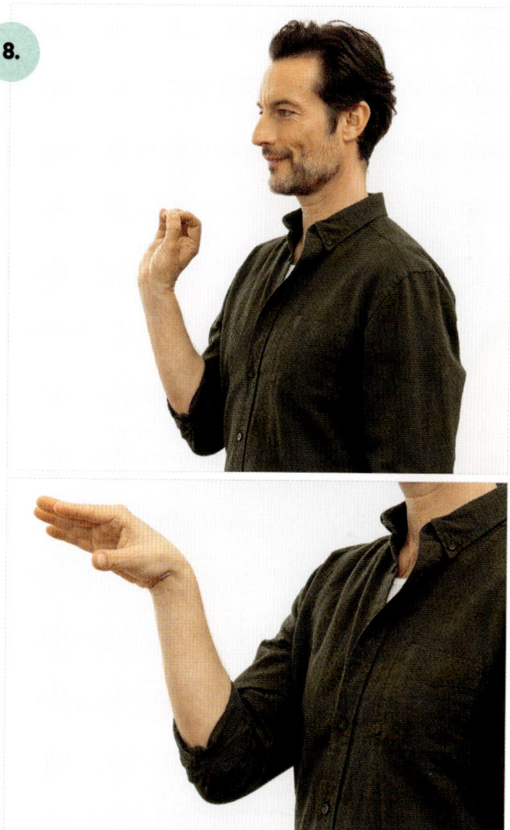

9. Legen Sie die Handflächen wie betende Hände aneinander. Öffnen Sie einmal nach oben die Finger- und einmal nach unten die Handballenseite, wobei zu jeder Zeit Kontakt zwischen den Händen bestehen bleibt.

9.

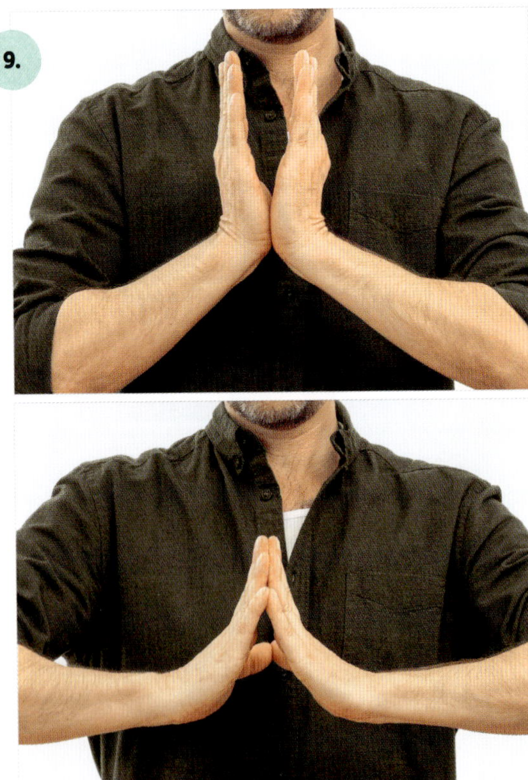

10. Schieben Sie eine imaginäre Wand direkt vor Ihnen kräftig mit den Händen von sich weg. Drehen Sie am Bewegungsende Ihre Handflächen zur Decke und schließen Sie die Finger zu einer Faust – dann die Arme wieder kraftvoll an die Körperseiten heranziehen.

10.

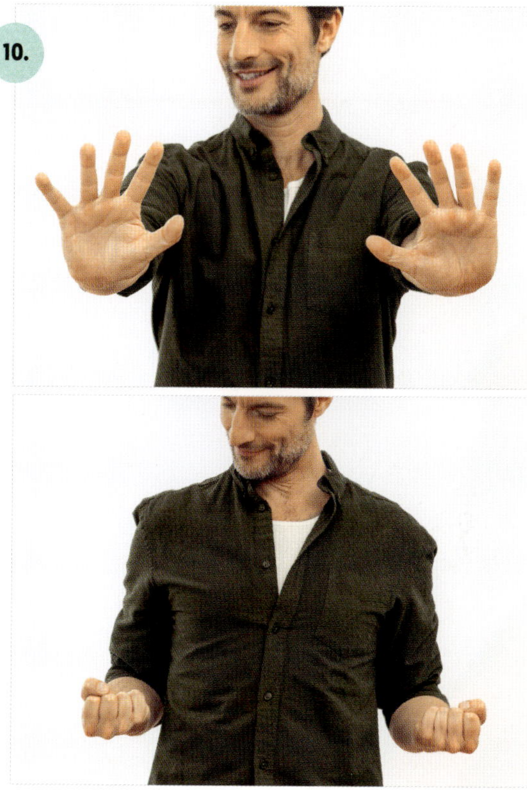

Extra: Unterschiedliche Greifformen

Hier einige Benennungen für bestimmte Greif- und Griffformen, die im täglichen Leben immer wieder vorkommen. Bei manchen Übungen wird zwischen mehreren Griffen gewechselt, um verschiedene Gelenke und Sehnen zu trainieren. Um diese Greifformen besser unterscheiden zu können, sind hier die wichtigsten abgebildet:

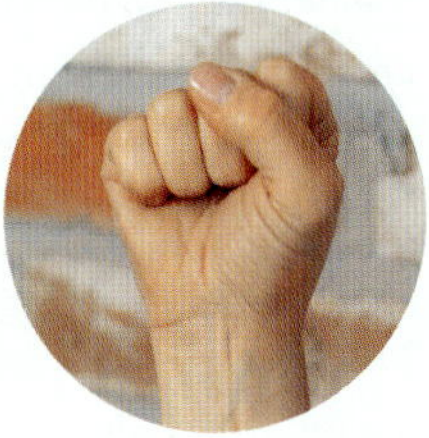

Faustschluss

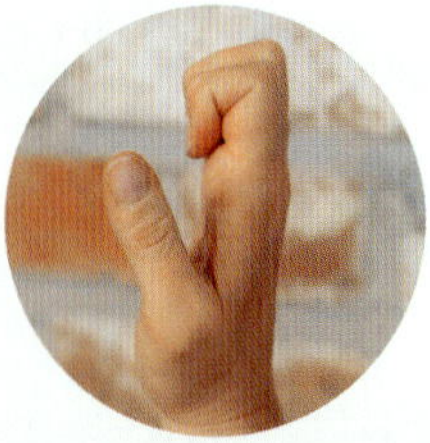

Hakengriff oder kleine Faust

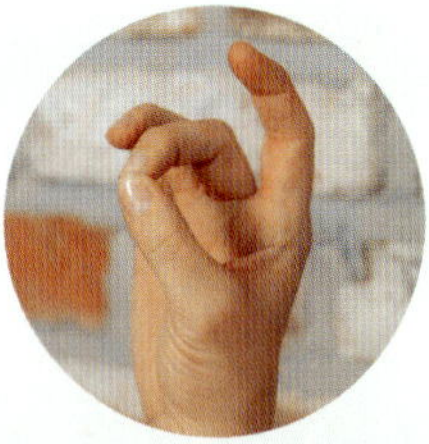

Spitzgriff [zu allen Fingern möglich]

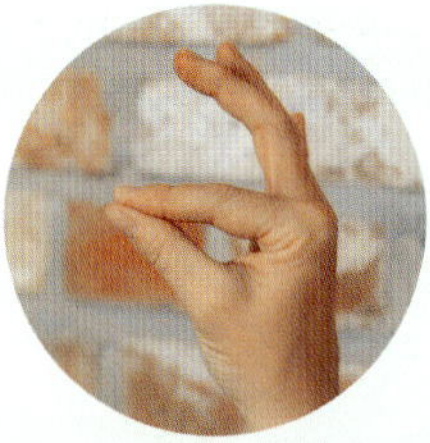

Pinzettengriff

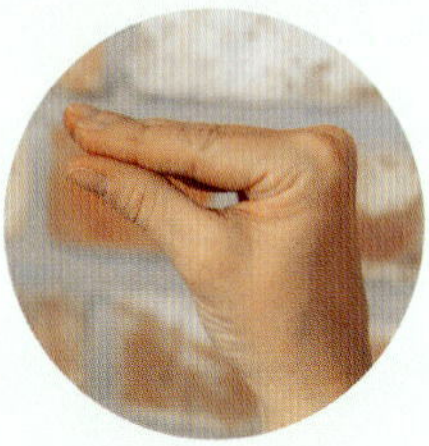

Lumbrikalgriff

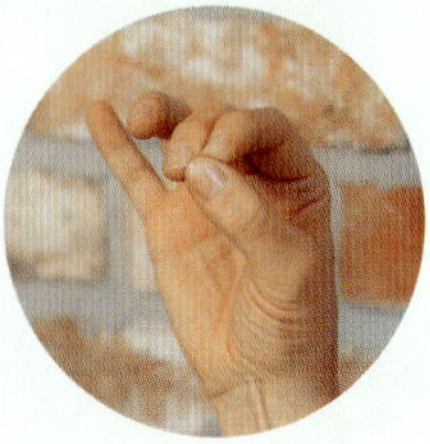

Drei-Punkte-Griff

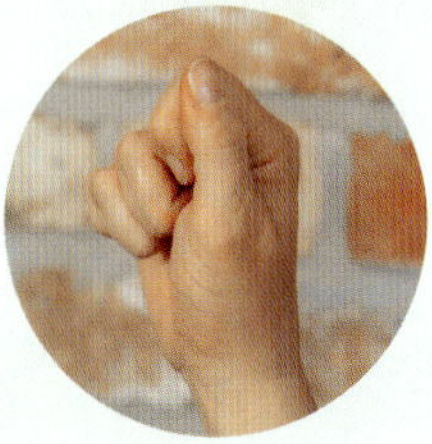

Schlüsselgriff

Kraft und Koordination

Kraft, Ausdauer und Koordination kann man ohne oder mit verschiedensten Trainingsgeräten trainieren. Als Hilfsmittel eignen sich Therapieknete, Gummi- bzw. Therabänder, TheraBand-Flexbar®-Stäbe und Handtücher genauso wie Hanteln oder Handtrainer, wie z. B. ein Krafttrainer mit Ball in einer festen Hülle, der zum Rotieren gebracht werden muss, Hanteln oder sogenannte Powerballs. Trainieren Sie auch gerne mit dem Digi-Flex®, einem Kräftigungsgerät für alle Finger zusammen oder auch zum Trainieren der einzelnen Finger unabhängig voneinander. Übungen zu all diesen Hilfsmitteln finden Sie ab Seite 34.

Es gibt auch Trainingsgeräte, die für die Stabilisation des gesamten Arms geeignet sind, wie z. B. den B.O.I.N.G. Arm Exerciser®, den SwingSider® oder einen Schwingstab (siehe Fotos auf Seite 48). Bei jedem Training sollten Sie unbedingt darauf achten, dass Sie währenddessen keine Schmerzen in den Gelenken bekommen. Nachfolgend sind einige Übungen ohne und mit unterschiedlichen Hilfsmitteln aufgeführt, sodass Sie sich täglich ein neues Programm zusammenstellen können.

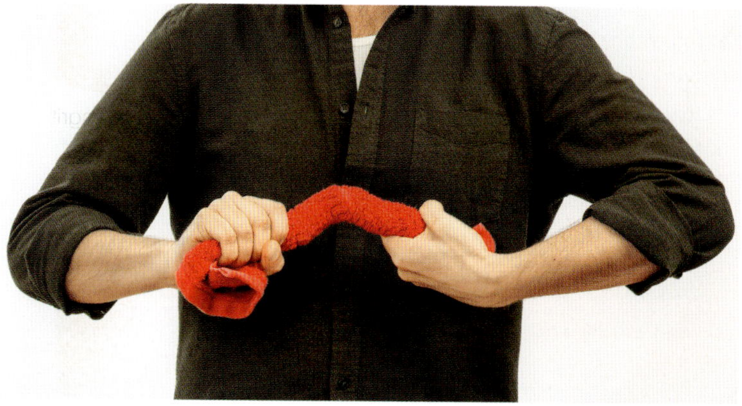

Auch ein Handtuch eignet sich als Trainingsgerät (vgl. Übungen 1. und 2., Seite 41).

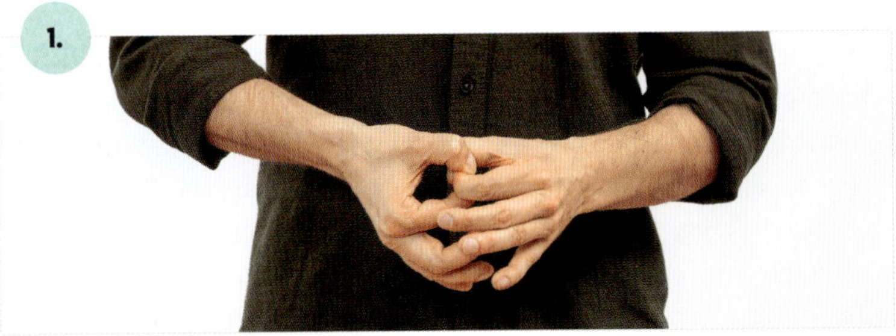

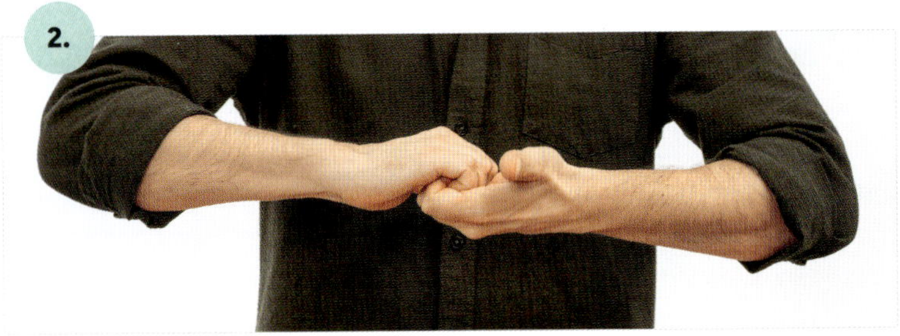

Übungen ohne Hilfsmittel

Auch ohne Hilfsmittel können Sie mit Handtherapie-Übungen schon sehr viel tun, um die Kraft und Geschicklichkeit in den Händen und Fingern zu verbessern. Starten Sie am besten mit den folgenden niederschwelligen Übungen.

1. Formen Sie an beiden Händen mit Daumen und Zeigefinger ein O und verschlingen Sie die beiden Kreise fest miteinander. Versuchen Sie, die Ringe fest auseinanderzuziehen. Wiederholen Sie die Übung mit den Mittel-, Ring- und Kleinfingern abwechselnd. 5 Runden.
2. Verhaken Sie Ihre Finger ineinander und ziehen Sie diese kräftig auseinander. 5 Mal wiederholen.

3. Verschränken Sie Ihre Hände ineinander und pressen Sie Finger und Handflächen fest aneinander. Wechseln Sie um eine Fingerposition beim Verschränken nach vorne. 5 Mal pro Seite wiederholen.
4. Legen Sie die Fingerspitzen beider Hände aneinander und spannen Sie alle Muskeln kräftig gegeneinander an, ohne weitere Bewegung.

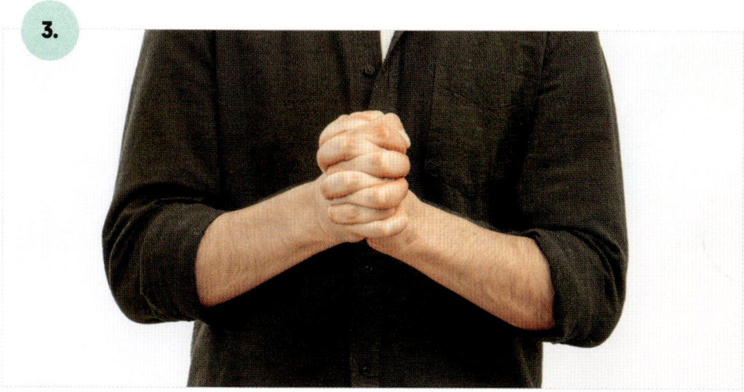

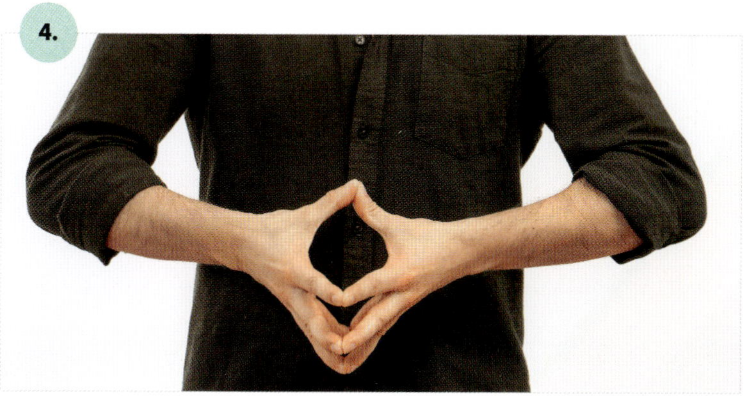

Übungen mit Therapieknete

Wenn Sie für das Training ein flexibles, kreatives Hilfsmittel suchen, dann sind Handtherapie-Übungen mit Knete genau das Richtige für Sie. Wählen Sie die Härte der Therapieknete eher leicht bis mittelschwer, um einen schonenden Belastungsaufbau zu gewährleisten. Verschließen Sie die Übungsknete nach dem Training unbedingt wieder in der Aufbewahrungsbox, sonst fließt Ihnen das Material einfach davon. Benutzen Sie auch keine Kinderknete, denn diese ist lange nicht so elastisch und zum Training ungeeignet.

1. Formen Sie einen Knetball und legen Sie diesen in Ihre Hand. Bilden Sie eine Faust und drücken Sie den Knetball dabei so fest, dass das Material zwischen Ihren Fingern herausquillt. Variieren Sie die Größe des Knetballs von pflaumengroß über mandarinengroß bis tennisballgroß. 7 bis 10 Mal pro Seite wiederholen.
   Variieren Sie bei der Übungsausführung zwischen der großen Faust und der kleinen Faust. Drücken Sie die Knete abwechselnd links und rechts. Mindestens 10 Mal pro Seite kräftig zudrücken.
2. Formen Sie aus der Knete eine Schlange und legen Sie diese vor sich auf eine Unterlage. Pressen Sie die gestreckten Finger fest in die Masse, wobei das Handgelenk aufliegt. 5 bis 7 Wiederholungen pro Seite.

1.

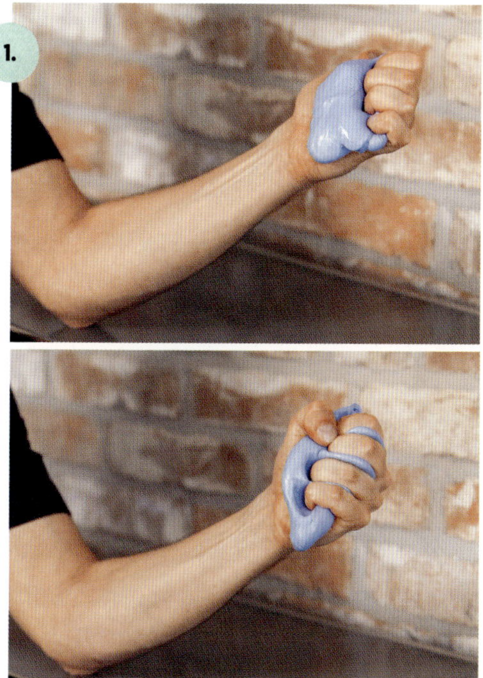

2.

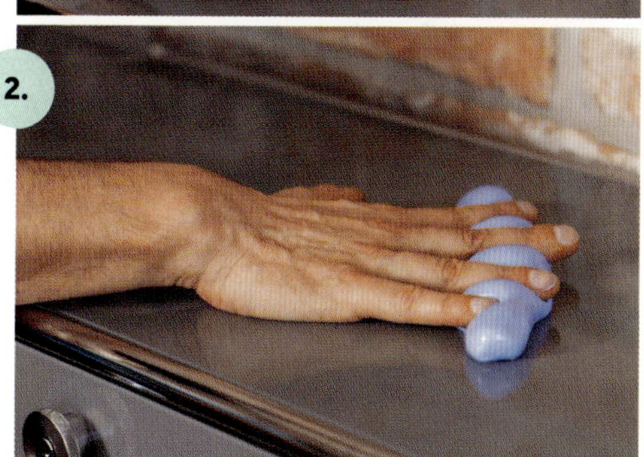

3. Formen Sie aus der Knete eine Schlange und halten Sie diese senkrecht vor sich. Ziehen Sie die Schlange zwischen Daumen und Zeigefinger nach unten und schließen Sie den unteren Rand immer wieder nach oben an, wie in einer Endlosschleife. Seiten abwechseln und ca. 10 bis 15 Mal wiederholen.

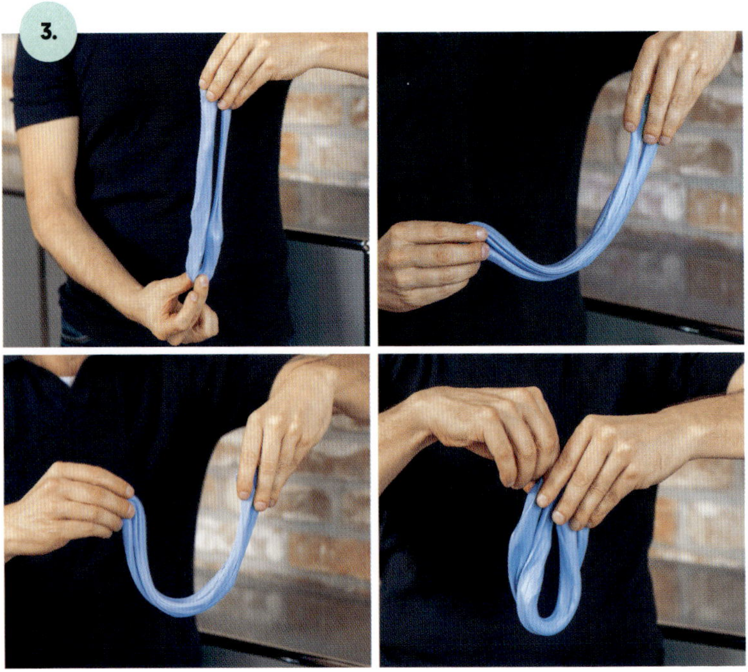

4. Formen Sie einen Kreis aus der Knetschlange und lassen Sie ihn durch beide Hände wandern. Wechseln Sie die Richtung – 30 Sekunden pro Richtung.

4.

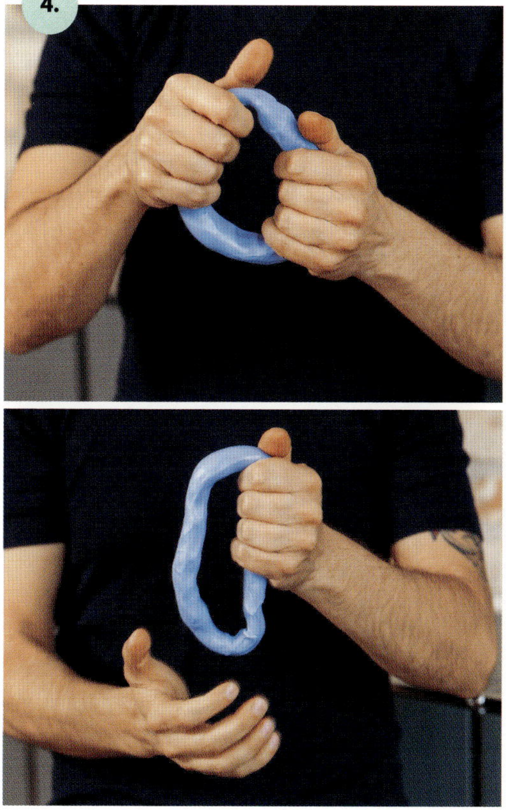

5. Formen Sie einen mandarinengroßen Knetball. Pressen Sie Daumen und Zeigefinger durch die Knete zusammen, bis sich die Fingerspitzen berühren (Spitzgriff). Danach Daumen und Mittelfinger, Ringfinger, kleiner Finger. Pro Seite 3 Mal wiederholen.
6. Formen Sie einen pflaumengroßen Knetball. Ziehen Sie mit Ihrem Daumen und Zeigefinger ein Stück heraus. Danach mit dem Daumen und dem Mittelfinger, dem Ringfinger und dem kleinen Finger. Insgesamt 3 Mal wiederholen.

5.

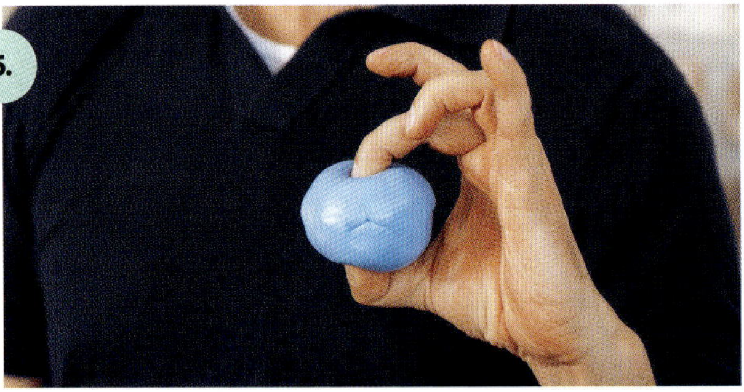

6.

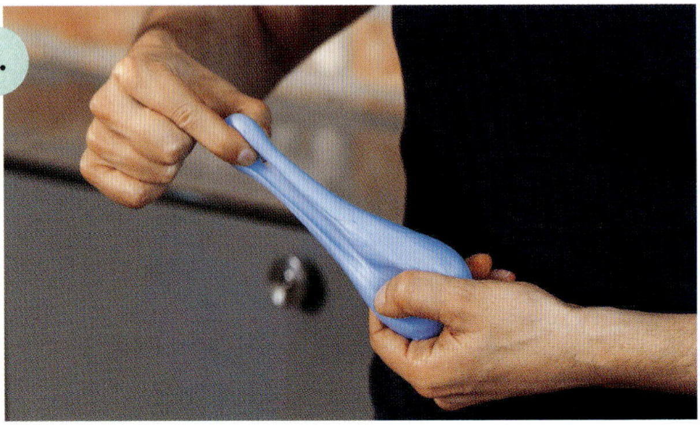

7. Ziehen Sie zwischen Daumen, Zeige- und Mittelfinger im 3-Punkte-Griff schnell und kräftig ein Stück Knete aus dem Knetball heraus, sodass es richtig abreißt. 5 Mal wiederholen pro Seite.
8. Formen Sie einen Knetball und pressen Sie nur den Daumen kräftig und so weit es geht in den Ball.
9. Formen Sie mit beiden Händen gleichzeitig einen flachen Pizzateig auf dem Tisch.

8.

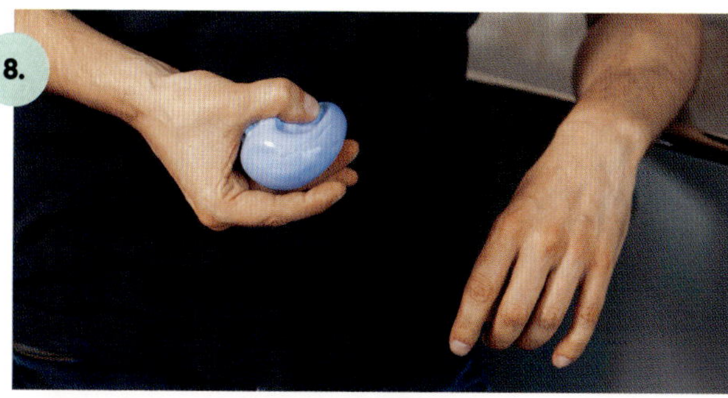

9.

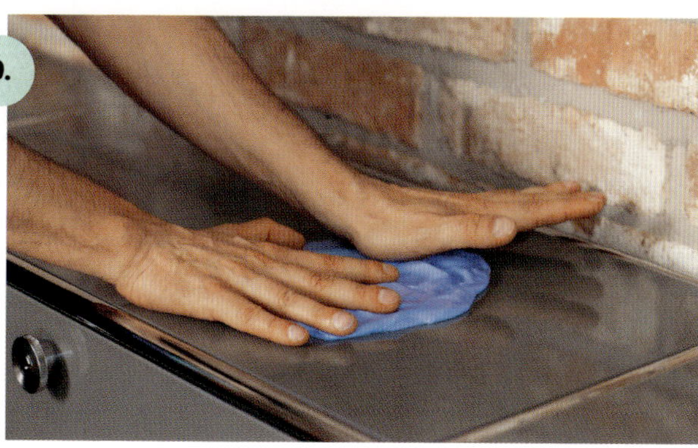

10. Legen Sie beide Hände flach und gestreckt auf den ausgerollten Teig. Ziehen Sie nur mit den Fingerspitzen den Teig weit in eine Faust hinein, das Handgelenk liegt während der Übung auf. 5 Mal wiederholen.
11. Setzen Sie Ihre Fingerspitzen alle zusammen ganz eng von oben auf die flach ausgerollte Knete und schieben Sie das Material strahlenförmig wie eine Sonne nach außen.

10.

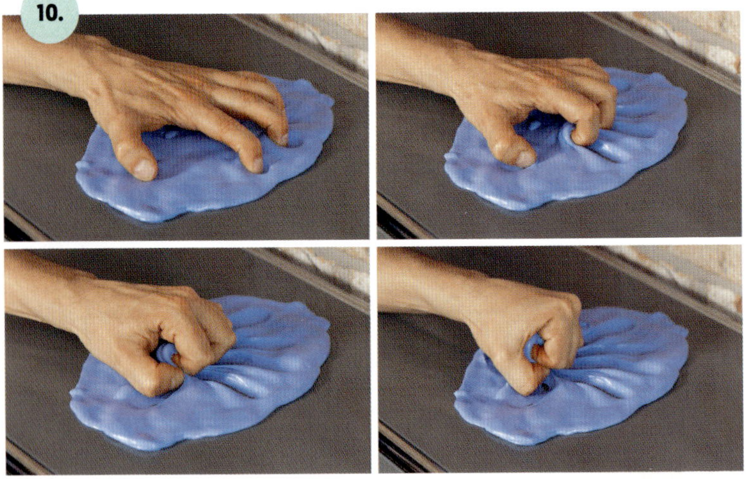

11.

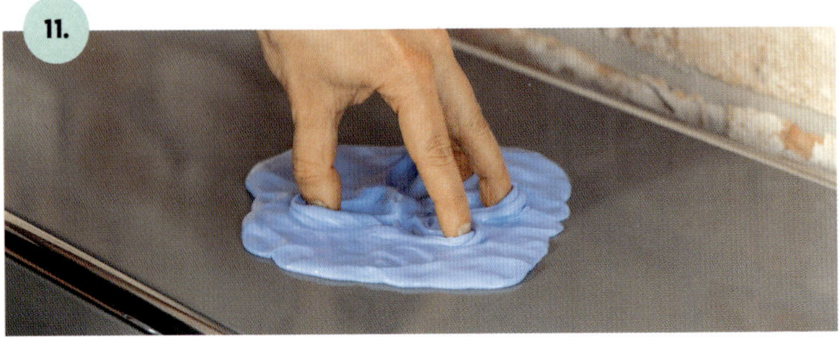

Übungen mit verschiedenen Geräten

Das Training mit einem Übungsgerät ist teils etwas komplexer und erfordert ein höheres Maß an Konzentration bei der Übungsausführung. Es ermöglicht ein noch besseres Training von Kraft, Geschicklichkeit und Koordination, als wenn Sie ganz ohne Hilfsmittel mit Ihren Händen arbeiten. Probieren Sie einfach aus, was Ihnen liegt und womit Sie gute Erfolge erzielen! Wichtig ist, dass Sie regelmäßig etwas mit Ihren Händen und für Ihre Hände tun.

1. Wringen Sie ein Handtuch fest aus. Verändern Sie jedes Mal die Drehrichtung: 5 Mal rechts- und 5 Mal linksrum.
2. Ziehen Sie das Handtuch kräftig in die Länge, die Ellenbogen zeigen dabei nach außen: 5 Mal wiederholen.
3. Spannen Sie einen Haushaltsgummi um jeweils zwei Ihrer Finger, z.B. Mittel- und Ringfinger. Bringen Sie den Gummi durch Abspreizen der Finger auf Spannung. Beüben Sie alle Finger.

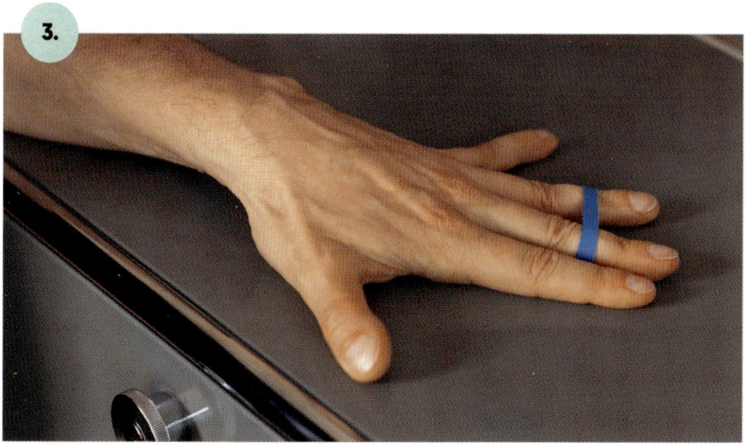

4. Lassen Sie einen Stift um Ihre Finger kreisen.

4.

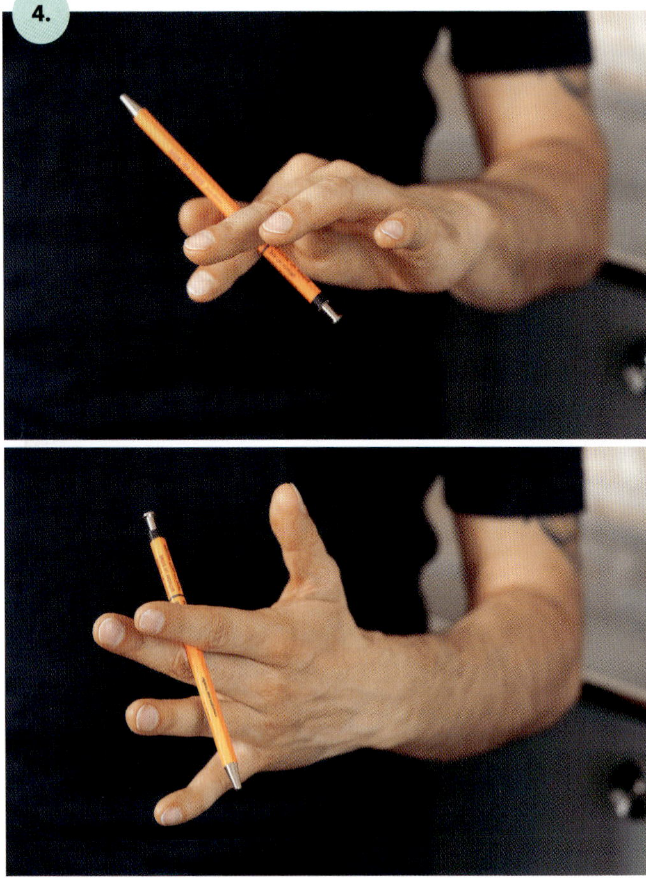

5.

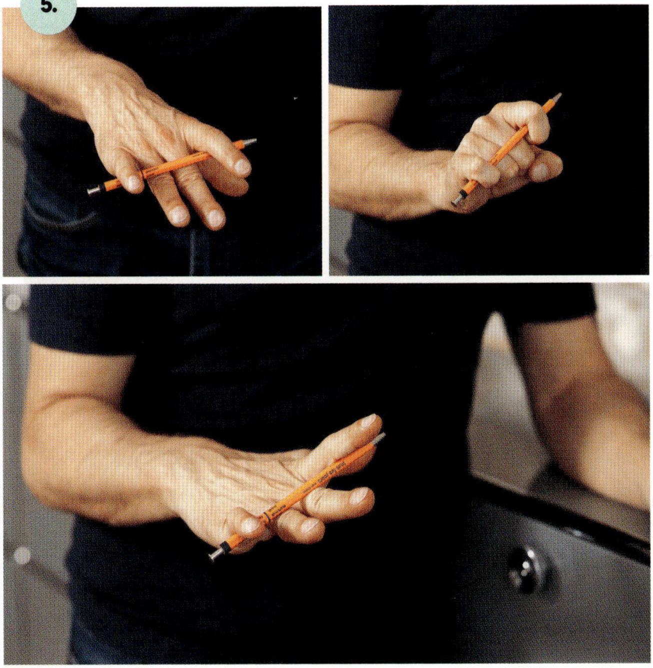

5. Legen Sie den Stift auf die Grundglieder des Mittel- und Ringfingers und klemmen Sie ihn von oben mit dem Zeigefinger und Kleinfinger fest. Beugen Sie mit dem eingeklemmten Stift alle Fingergelenke kräftig an und strecken Sie alle Fingergelenke wieder weit aus. 10 Mal wiederholen.

6. Legen Sie nun den Stift auf die Grundglieder des Zeige- und Kleinfingers und klemmen Sie ihn von oben mit Mittel- und Ringfinger fest. Beugen Sie mit dem eingeklemmten Stift alle Fingergelenke kräftig an und strecken Sie alle Fingergelenke wieder weit aus. 10 Mal wiederholen.

7. Lassen Sie zwei Bälle oder wie hier Qi-Gong-Kugeln in der Hand umeinanderkreisen – nicht die andere Hand vergessen oder gleichzeitig mit beiden Händen üben. 1 Minute pro Hand.
8. Bringen Sie einen Powerball in Schwung und halten Sie ihn, solange Sie können, am Laufen.
9. Nehmen Sie eine kleine Hantel (ca. 0,5–1 kg) fest in die Hand und bewegen Sie Ihr Handgelenk nach oben und unten und zur Daumen- und zur Kleinfingerseite. Alle Bewegungsrichtungen 10 Mal wiederholen.
10. Umfassen Sie einen TheraBand-Flexbar®-Stab mit beiden Händen an den Enden – biegen Sie die Enden aufeinander zu.
11. Umfassen Sie den TheraBand-Flexbar®-Stab an einem Ende – lassen Sie das andere Ende nach vorne und hinten schwingen.

7.

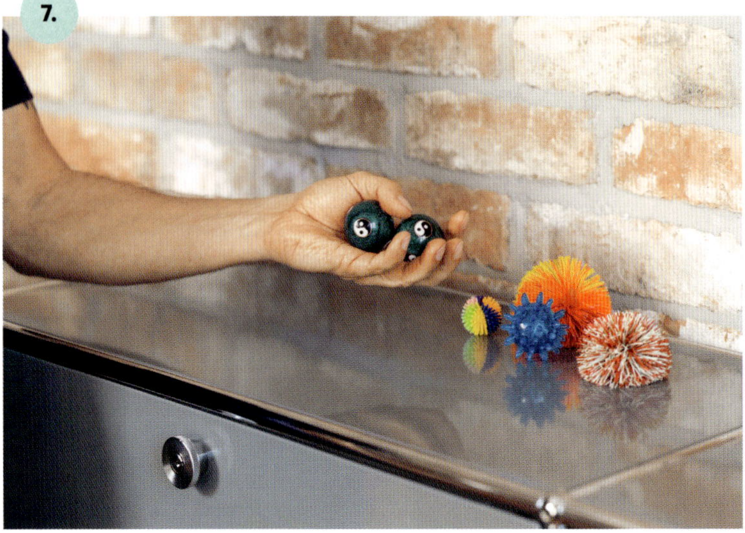

9.

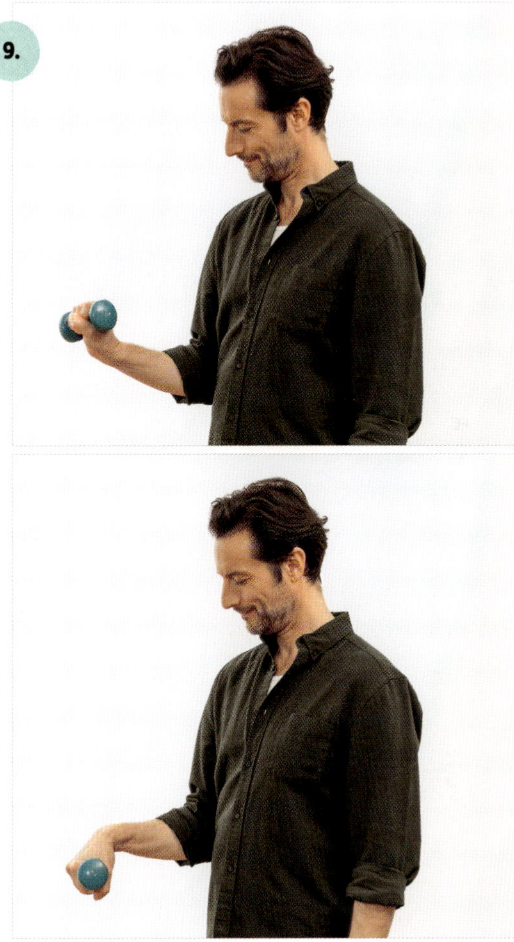

12.

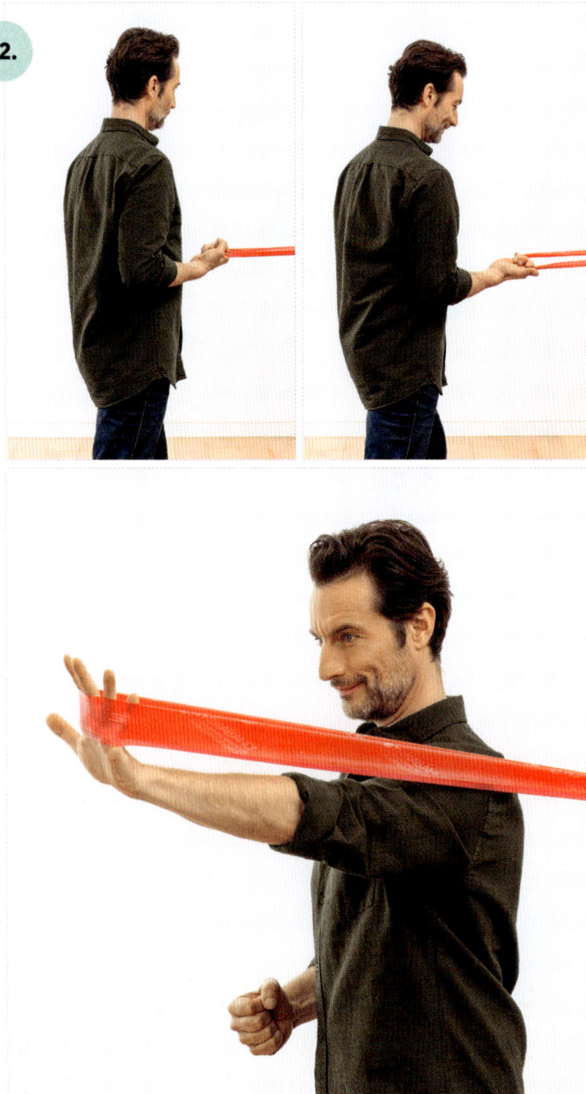

12. Binden Sie ein Theraband z. B. an einer Türklinke fest und bringen Sie es auf Spannung. Ziehen Sie das Band einmal mit einer Faust und das nächste Mal mit einem Hakengriff [nur die ersten zwei Gelenke sind gebeugt] fest zu sich heran. Seiten wechseln – jeweils 10 bis 15 Mal pro Seite.
    Variation: Drehen Sie sich mit dem Rücken zur Tür und schieben Sie mit der geöffneten Hand das Band weit nach vorne von sich weg. Wechseln Sie die Seiten ab, mit 5 Wiederholungen pro Seite.
13. Nehmen Sie eine halb volle Wasserflasche [ca. 0,5 kg] in die Hand. Legen Sie Ihren Ellenbogen seitlich an den Körper an und drehen Sie die Flasche in beide Richtungen abwechselnd jeweils so weit, bis das Wasser ganz nach unten geflossen ist. Je schneller Sie die Richtung wechseln, desto schwieriger wird es! 1 Minute üben.
14. Drücken Sie bei einem Digi-Flex® alle Tasten zusammen oder wechseln Sie die Finger einzeln ab.

14.

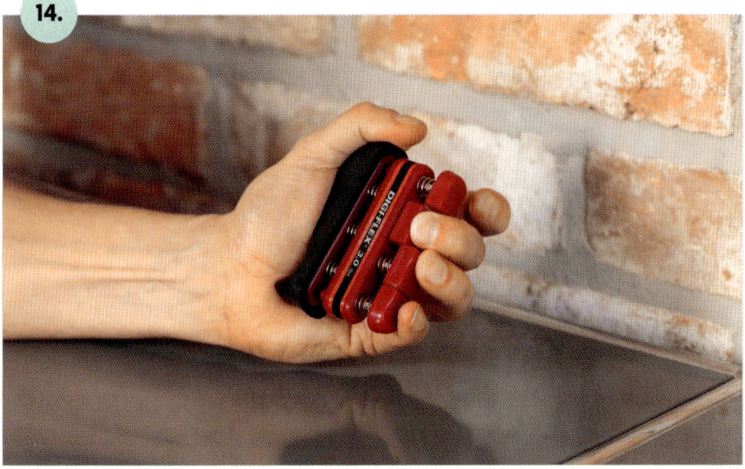

15. Stellen Sie sich aufrecht hin und halten Sie einen B.O.I.N.G. Arm Exerciser® oder SwingSider® in einer Hand vor dem Körper auf Schulterhöhe. Lassen Sie den Kopf des Übungsgerätes nach vorne und hinten schwingen sowie sich in Kreisen bewegen. Das Handgelenk bleibt dabei möglichst stabil. 2 bis 3 Minuten trainieren.
Variieren Sie die Armpositionen, während die Kugel des Trainingsgerätes schwingt: Arm über den Kopf / Arm von rechts nach links bewegen / Arme seitlich auf Schulterhöhe / Arme nach unten Richtung Boden.

16. Mit dem Schwingstab können Sie beidseits oder einseitig trainieren. Umfassen Sie den Stab in der Mitte und lassen Sie beide Enden schwingen – Armpositionen während des Schwingens verändern.

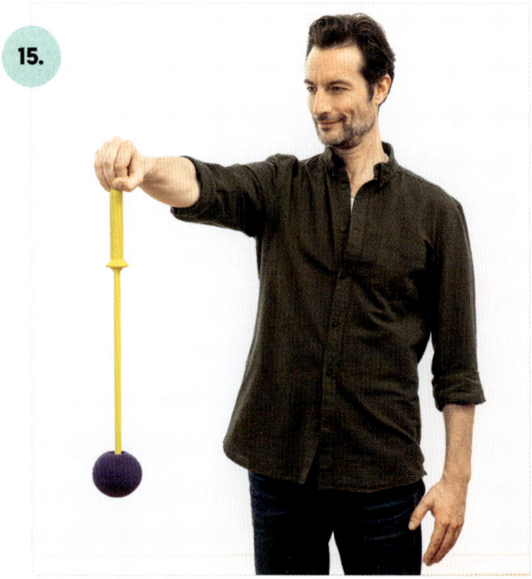

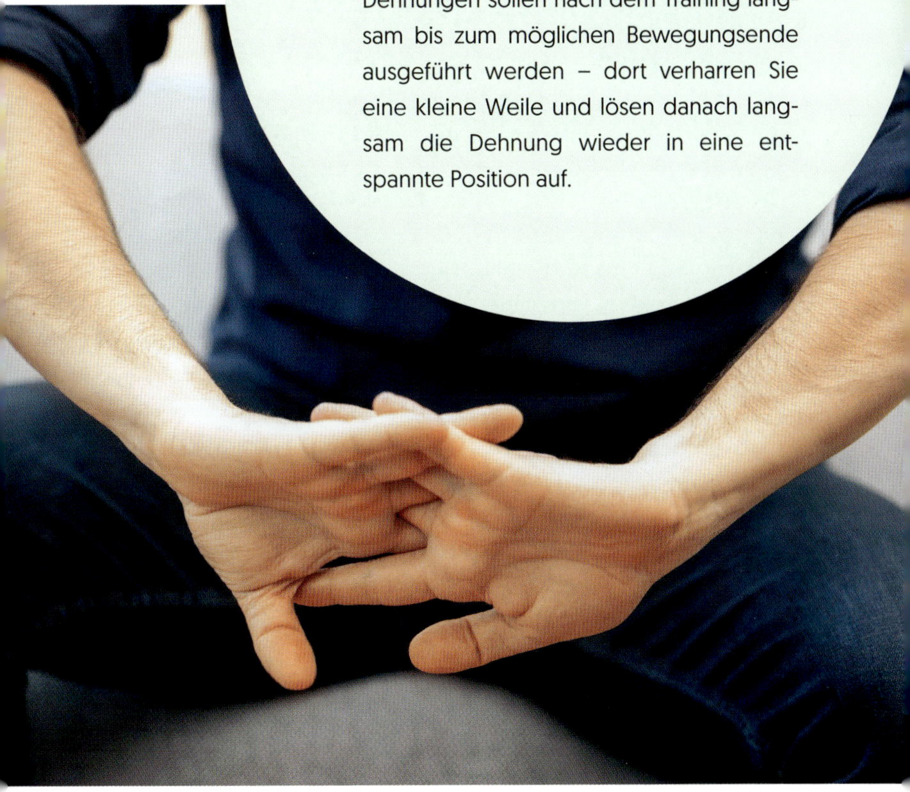

Langsam **zur Ruhe kommen**

Dehnungen sollen nach dem Training langsam bis zum möglichen Bewegungsende ausgeführt werden – dort verharren Sie eine kleine Weile und lösen danach langsam die Dehnung wieder in eine entspannte Position auf.

Entspannen

Nach einem Training sollte das Gewebe auch wieder entspannt werden. Ideal geeignet für die Entspannung sind gezielte Dehnübungen. Sie nehmen die Spannung aus der Muskulatur, senken den Muskeltonus und machen die Muskeln außerdem wieder elastisch.

Die Entspannung dient zur besseren Regeneration der Muskulatur – nur ein gut gedehnter Muskel kann seine ganze Kraft entfalten.

1. Verschränken Sie Ihre Finger ineinander. Strecken Sie die Handflächen so weit es geht von Ihrem Körper weg, wobei auch die Handgelenke und Ellenbogen gestreckt werden.
2. Ziehen Sie auf Höhe der Mittelgelenke Ihre Finger einzeln sanft und langsam in die Länge.
3. Massieren Sie Ihre Finger einzeln ringsherum und vor allem seitlich an den Gelenken. Nach etwa 30 Sekunden die Hand wechseln.
4. Dehnen Sie jeden Finger einzeln mithilfe Ihrer anderen Hand. Greifen Sie dazu einen Finger mit der anderen Hand und beginnen Sie mit der Dehnung am Grundgelenk, indem Sie den zu dehnenden Finger langsam in die Länge ziehen. Erweitern Sie die Bewegung sanft bis zu den Endgelenken für eine volle Dehnung.
5. Dehnen Sie Ihren Daumen.
6. Massieren Sie Ihren Daumenballen mit kreisenden Bewegungen.

1.

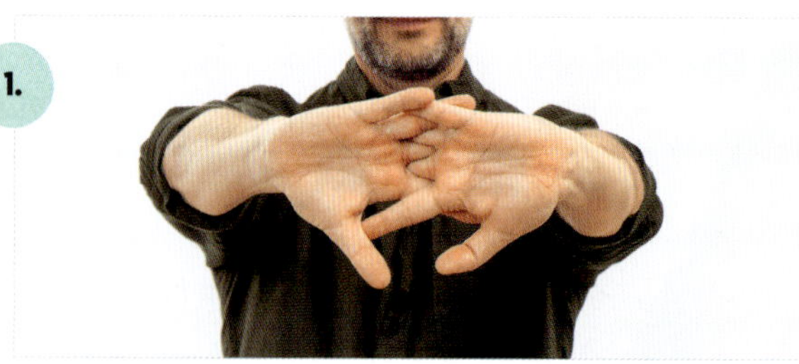

2.

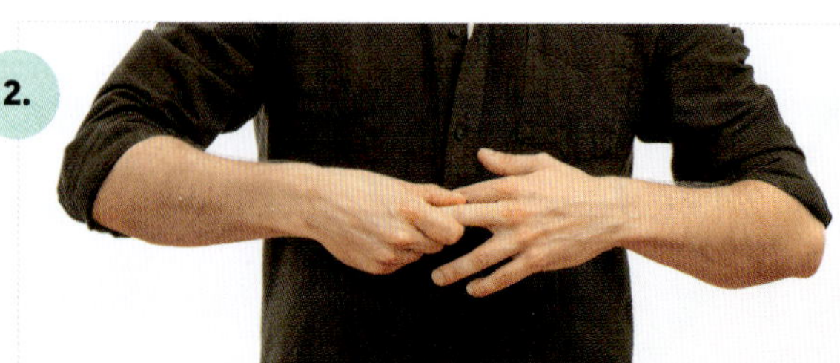

4.

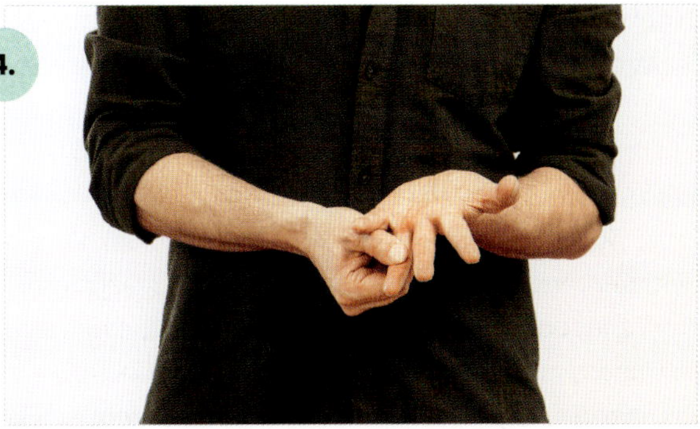

5.

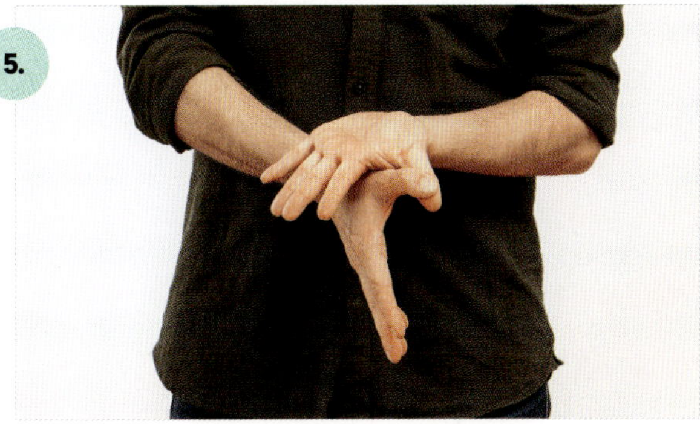

6.

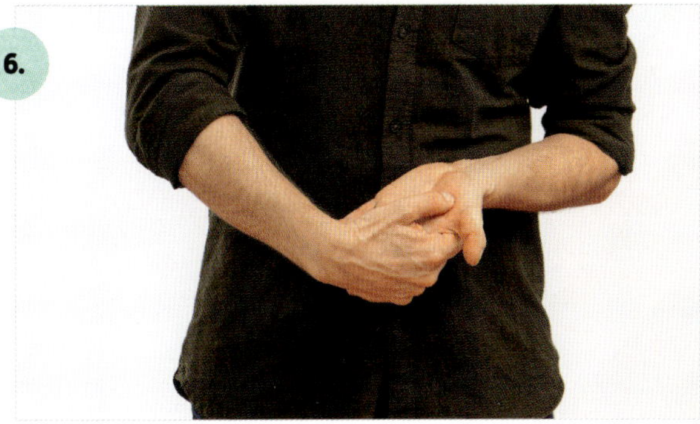

7. Massieren Sie den kräftigen Muskel, der tief zwischen Ihrem Daumen und Zeigefinger sitzt, indem Sie alle weichen Stellen mit dem Daumen der anderen Hand durchkneten. Bewegen Sie die Zange mit sanftem Druck nach vorne und hinten [7.a]. 30 Sekunden.
8. Massieren Sie Ihren Kleinfingerballen mit kreisenden Bewegungen.
9. Stellen Sie sich aufrecht hin. Bringen Sie beide Arme seitlich auf Schulterhöhe und ziehen Sie dabei die Schulterblätter etwas zusammen; die Handinnenflächen zeigen nach oben. Strecken Sie beide Arme gleichzeitig kräftig bis in die Fingerspitzen. Bewegen Sie nur die Handgelenke langsam Richtung Boden und wieder zurück. Sie können zusätzlich die Arme abwechselnd im Ellbogen nach oben beugen. Wiederholen Sie diese Übung 5 bis 7 Mal.
10. Lassen Sie Ihre Schultern locker nach vorne und nach hinten kreisen, 10 bis 15 Mal.
11. Schütteln Sie Ihre Arme und besonders die Hände kräftig aus – in alle Richtungen und bis zu 30 Sekunden lang. Das regt Ihre Durchblutung an und entspannt alle Gewebstypen auf einmal.

7.

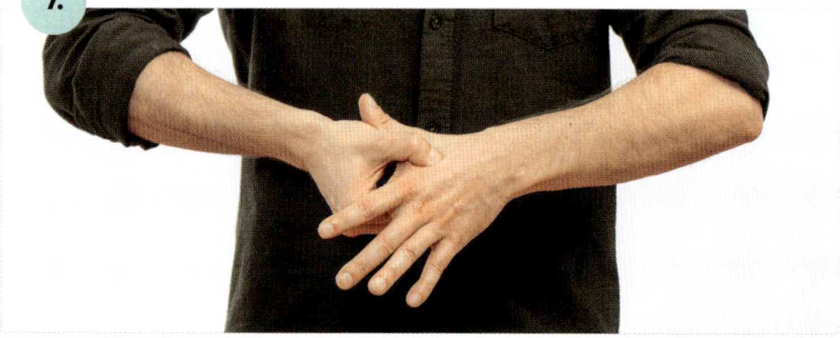

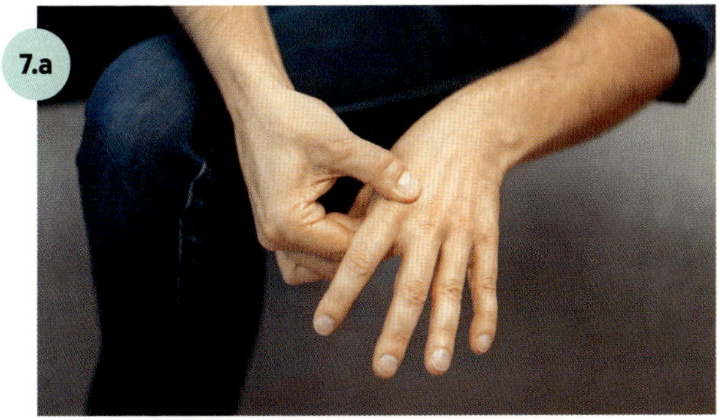
7.a

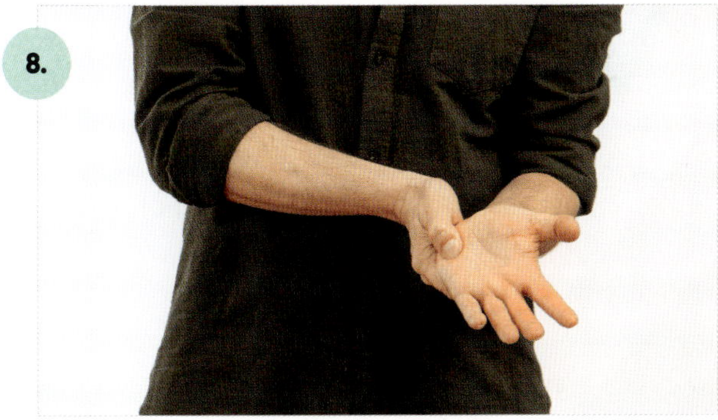
8.

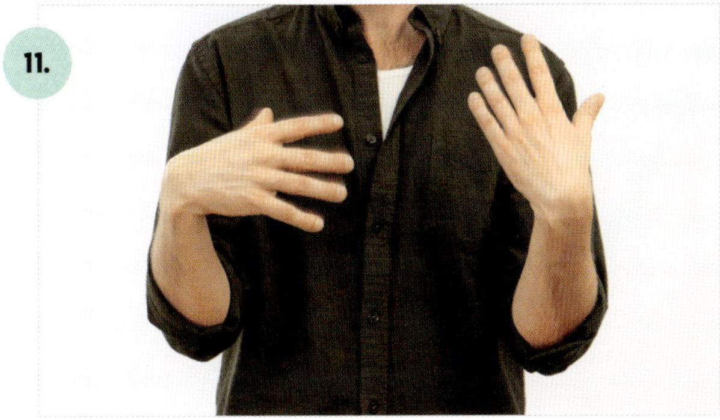
11.

Extra: Wellness für Ihre Hände

Ihre Hände freuen sich über jede Art von Entspannung im Warmen. Sie können im warmen Wasser oder Paraffin oder auch in leicht erwärmten Naturkörnern wie Linsen, Raps, Reis oder Erbsen baden. Auch Wechselbäder, also kalt und warm abwechselnd, haben einen tollen Effekt, der das ganze Gewebe besser durchblutet und entspannt. Außerdem gibt es einige wirksame Hilfsmittel, die Sie zur Entspannung Ihrer Hände benutzen können.

Als sehr angenehm empfunden werden **Bäder in Paraffin** oder in **Bienenwachs**. Hierbei sollten Sie Ihre Hände mindestens dreimal hintereinander in das warme Material tauchen und diese danach in einer Plastiktüte mit einem Handtuch umwickeln, um die Wärme länger zu genießen. Nach ca. 15 Minuten können Sie das Paraffin oder Wachs von Ihren Händen schälen. Kneten und formen Sie das Wachs noch zu einer Kugel, bis es fest wird. Danach fühlt sich Ihre Haut samtweich an und ist durch die Wärme und Bewegung perfekt durchblutet. Einfach Wellness pur für Ihre Hände!

Bäder in warmem Wasser mit Seifen oder Zusätzen z. B. Lavendelöl oder -seife (beruhigend), Rosmarinöl (anregend), Basenzusatz (entschlackend) etc. machen die Hände weich und geschmeidig.

Linsen, Raps, Reis oder Erbsen eignen sich hervorragend, um diese in große Schüsseln zu geben, darin zu wühlen und Ihre Hände zu bewegen – nehmen Sie einfach ein **Bad in Naturkörnern** (vgl. hierzu auch Seite 63)! Die Reize, die von den unterschiedlichen Oberflächen ausgehen, wirken wunderbar anregend auf unsere Gewebsernährung. Man kann die Körner auch leicht erwärmen (z. B. kurz in der Mikrowelle) sowie die ganze Schüssel in die Gefriertruhe stellen. So können Sie diese Natursubstanzen auch gut für Wechselbäder mit verschiedenen Temperaturreizen nutzen.

Bäder mit Kohlensäure sind prickelnd, durchblutungsfördernd und entspannend.

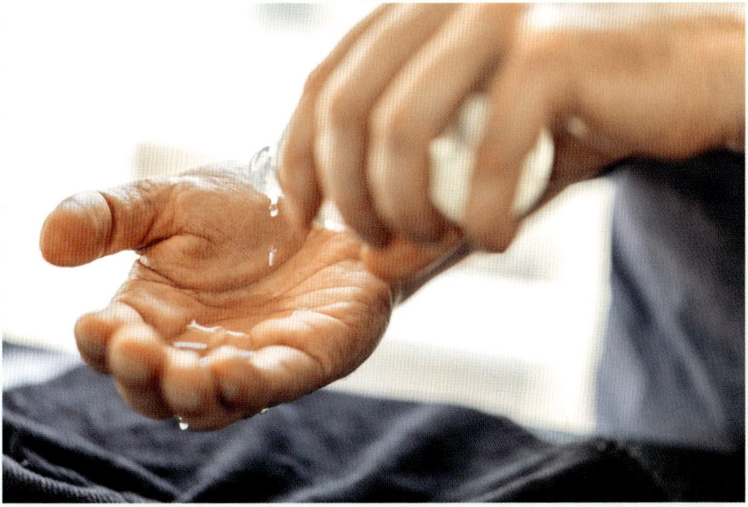

Mit einem **Peeling** kleine, alte Hautschuppen zu entfernen und gleichzeitig der Haut viele Pflegestoffe zu verabreichen ist einmal pro Woche eine Wohltat für Ihre Hände. Es gibt viele fertige Peeling-Pasten zu kaufen oder Sie mischen sich selbst Salz mit Ihrem Lieblingsöl (Lavendel, Rosmarin, Rose o. a.) zu einem Peeling zusammen und »waschen« Ihre feuchten Hände damit kräftig 2 bis 3 Minuten direkt im Waschbecken. Denken Sie daran, alle Fingerzwischenräume und den Handrücken sowie die einzelnen Finger sorgfältig mit abzureiben. Spülen Sie danach Ihre Hände unter warmem Wasser gut ab und freuen Sie sich über samtweiche, gepflegte Haut! Übrigens funktioniert das Peeling auch unter der Dusche für den ganzen Körper wunderbar.
Auch **Massageringe** sind eine tolle Sache. Rollen Sie die Ringe an Ihren Fingern von oben nach unten und zurück und regen Sie so die Durchblutung der Finger an.
Und last but not least: Rollen Sie zwischen Ihren Händen einen **Igelball** und massieren Sie so Ihre Muskulatur. Es gibt auch kleine Igelbälle, die sich etwas besser für die Finger eignen.

Wenn die Hände **krank** sind

In den folgenden Kapiteln wird kurz auf verschiedene häufige Krankheitsbilder unserer Hände eingegangen. Es ist ein Überblick, der einzelne und individuelle Problematiken nicht vollständig erfassen kann. Allerdings soll er Ihnen dabei helfen, die wichtigsten Anzeichen zu erkennen und zu entscheiden: Was kann ich vielleicht selbst tun? Und wann ist der richtige Moment, einen Arzt aufzusuchen?

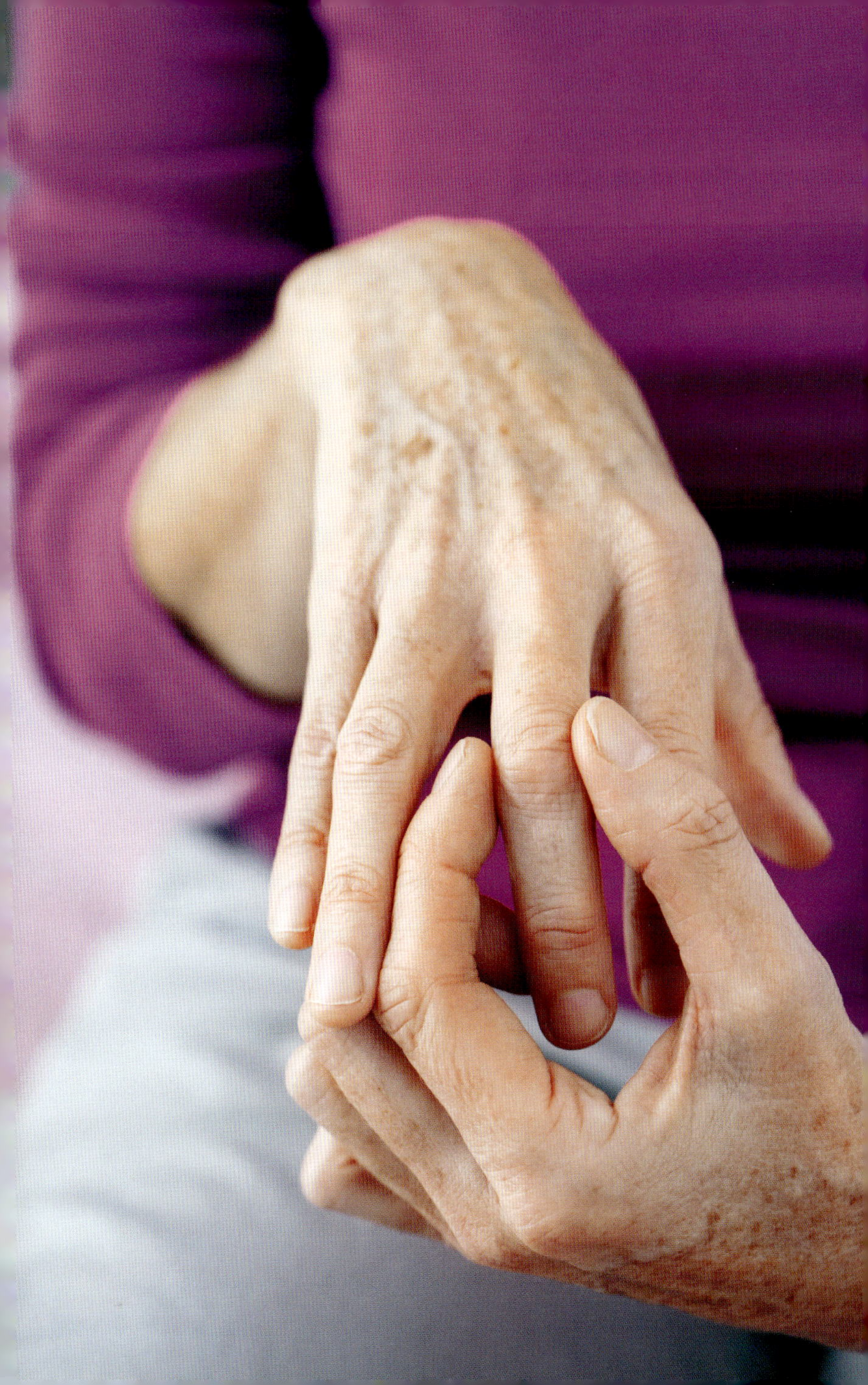

Krankheitsbilder und deren Behandlung

Die Experten für Ihre Hände

Oft ist die erste Anlaufstation der Hausarzt, wenn Sie Schmerzen in den Händen haben oder andere Veränderungen bemerken, doch in vielen Fällen sollten Sie zusätzlich auch einen **Handchirurgen** hinzuziehen. Allein die Bezeichnung »Handchirurg« heißt noch lange nicht, dass immer gleich eine Operation angeraten wird. Handchirurgen haben eine Facharztausbildung als Orthopäde, plastischer Chirurg oder Unfallchirurg; die Bezeichnung »Handchirurg« ist nochmals eine zusätzliche Qualifikation.

Eine genaue Diagnostik und viele konservative Maßnahmen sind im Vorfeld möglich, um die Operation wirklich nur als letzte Option zur Verfügung zu haben. Handchirurgen haben sich genauso wie **Handtherapeuten** lange und intensiv mit der Behandlung von Händen auseinandergesetzt und ein deutschlandweites großes Netzwerk zur Zusammenarbeit und zum Austausch gebildet.

Dies ist eine gute Gelegenheit, um auf grundlegende Fragen bezüglich der konservativen Therapie einzugehen. Unsere Hände sind Werkzeuge, die ein großes Spektrum an Behandlung verlangen. Dieses Spektrum wird sowohl in der Physio- als auch in der Ergotherapie in vielen Teilen abgedeckt, aber von beiden Gruppen jeweils nicht vollständig. Die Physiotherapie geht in der Regel auf die strukturellen Problematiken der Gelenke, Muskeln, Sehnen und Bänder ein und behandelt diese gezielt, um Gleitfähigkeit und

Funktion der einzelnen Strukturen zur verbessern (Manualtherapie, Quer- und Längsdehnungen für die Muskulatur, passive Mobilisation und gezieltes aktives Training). Die Ergotherapie betrachtet stärker den funktionellen Einsatz der Hände, etwa in Alltag und Beruf oder im Sport.

Physiotherapeuten arbeiten direkt an den Strukturen der Hand, während Ergotherapeuten die Patienten anleiten und mit ihnen trainieren, ihre Hände (wieder) für alltägliche Bewegungen, spezielle Übungen usw. einzusetzen. Auch ist es Ergotherapeuten vorbehalten, individuell angepasste, funktionelle Schienen zu bauen, die die betroffenen Strukturen je nach Krankheitsbild unterstützen, schützen sowie gezielt zum Einsatz bringen. Es gibt allerdings Therapeuten beider Berufsgruppen, die sich mit der komplexen Behandlung von Händen auf jedem Gebiert auseinandergesetzt haben und sich innerhalb von Fort- und Weiterbildungen zu **Handtherapeuten** qualifiziert haben. Das können sowohl Ergo- als auch Physiotherapeuten sein, und diese bieten das umfassende Spektrum aller Behandlungstechniken an, die eine verletzte oder erkrankte Hand benötigt. Sie finden entsprechend gut ausgebildete Handtherapeuten in Ihrer Nähe z. B. auf der Website der Deutschen Arbeitsgemeinschaft für Handtherapie DAHTH e. V. (siehe Anhang).

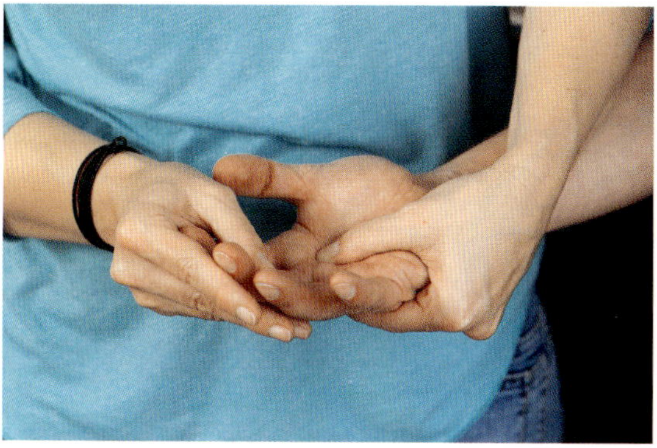

Bei der Handuntersuchung schaut sich der Therapeut Finger und Hände genau an.

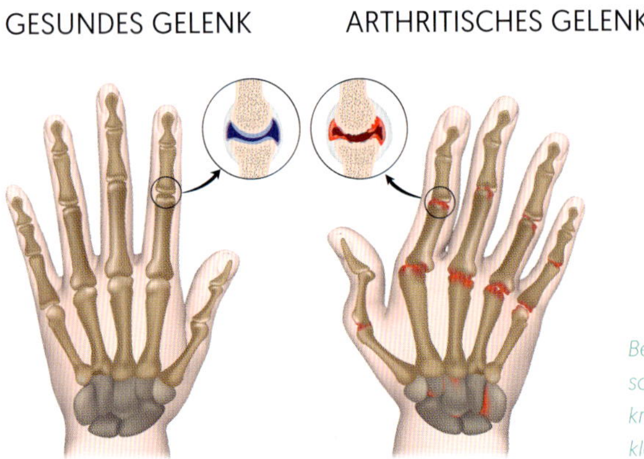

Bei einer Arthrose verschleißen die Gelenkknorpel, meist der kleinen Endgelenke.

Die Arthrose der Finger

Eine Arthrose ist der Verschleiß von Gelenken und kann an vielen Stellen des Körpers in Erscheinung treten. Er beruht auf einer Abnutzung des eigentlich elastischen Gelenkknorpels durch Belastungen im normalen Alltag und kann im weiteren Verlauf auch den Knochen betreffen.

Die dünne Knorpelschicht bedeckt die empfindlichen Knochenenden vollständig und dient als Stoßdämpfer zwischen den beiden Knochenanteilen von Gelenkkopf und Gelenkpfanne bei Bewegung und Belastung. Da die Ernährung des wasserhaltigen Knorpels ausschließlich über die nährstoffhaltige Gelenkflüssigkeit (Synovia) stattfindet, braucht ein Knorpel Druck- und Zugbelastungen im Sinne von Bewegung. So kann ein ausreichender Austausch der nötigen Nährstoffe zwischen der Gelenkflüssigkeit und dem Knorpel entstehen.

Ursachen

Arthrose tritt meist bei älteren Menschen auf und entsteht durch einen natürlichen Verschleiß im Alltag. Bei einer zu dünnen oder kaum noch vorhandenen Knorpelschicht entstehen Risse in der Oberfläche und es kommt zur Knochenreizung und letztendlich zu einer Zerstörung der Gelenkflächen. Die Entstehung einer Arthrose ist leider immer noch nicht ganz geklärt, aber es gibt wohl genetisch vererbbare sowie hormonelle Faktoren, die den Verschleiß begünstigen. Bekannt ist hingegen, dass verschiedene Stoffwechselerkrankungen wie z. B. Diabetes oder Gicht das Entstehen von Arthrosen begünstigen. Auch nach Verletzungen oder Knochenbrüchen mit Gelenkbeteiligung kann es zu Fehlbelastungen durch verschobene Achsen im Gelenk kommen, die eine Arthrose entstehen lassen. Dann spricht man von einer posttraumatischen Arthrose (*post* = nach; *trauma* = Schädigung durch Außeneinwirkung, etwa einen Unfall).

Verlauf

Am häufigsten sind die kleinen Endgelenke (Heberden-Arthrose) betroffen, aber genauso gut können die Fingermittelgelenke (Bouchard-Arthrose) oder weitere Gelenke wie der Daumen von Arthrose betroffen sein. Typischerweise treten Symptome ab dem 45. Lebensjahr auf, wobei Frauen vor allem an den Händen zehnmal häufiger betroffen sind als Männer. Es kommt zu geschwollenen und schmerzenden Gelenken, sowohl in Ruhe als

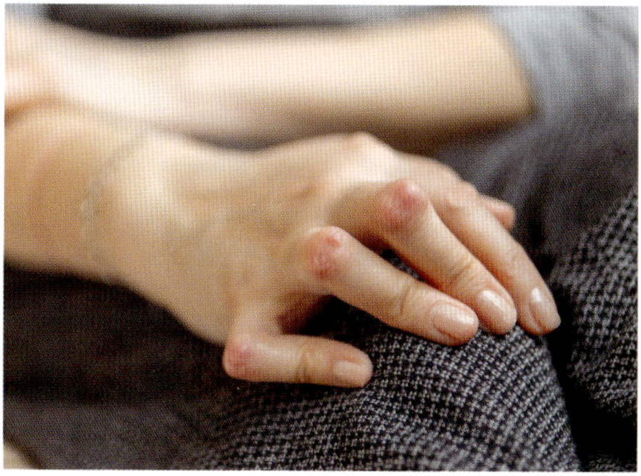

Eine Arthrose kann mit starken Schmerzen verbunden sein.

auch bei Belastung. An den betroffenen Gelenken bilden sich knöcherne Ausziehungen, und auf der Streckseite können kleine Knötchen entstehen, sogenannte Mukoidzysten, die durch den ständigen Druck auch Nageldeformitäten verursachen können. In weit fortgeschrittenen Stadien kann die Ausbildung der Arthrose so weit reichen, dass die Gelenke nicht mehr belastbar und instabil werden und sich verkrümmen.

Ab wann zum Arzt?

Eine lange Zeit sind die Schmerzen im Alltag gut auszuhalten, nehmen aber mit dem Fortschreiten der Arthrose deutlich zu, sodass Schmerzmedikamente keine Wirkung mehr zeigen. Eine dauerhafte Schonung wird leider den Zustand des betroffenen Gelenkes nicht verbessern oder gar zur Ausheilung bringen. Wenn Sie vor allem morgens eine oft beschriebene »Anlaufphase« bemerken, Ihre Fingergelenke oft dick, angeschwollen und ständig schmerzhaft sind, sollten Sie Ihren Arzt aufsuchen. Hier wird die Diagnose durch eine klinische Untersuchung und mittels eines Röntgenbildes, auf dem die deutlich verschmälerten Gelenkspalten auffallen, gestellt. Da die Arthrose in ihrem Fortschreiten nicht aufzuhalten ist, gibt es je nach Stadium verschiedene Therapieansätze, die mit Ihrem Arzt besprochen werden müssen.

Therapiemöglichkeiten

Arthrose ist ein Krankheitsbild, das kontinuierlich voranschreitet und dessen zeitlicher Verlauf nicht vorhersehbar ist. Je nach Stadium gibt es aber verschiedene Therapiemöglichkeiten, die kombiniert werden können, um den Betroffenen eine Linderung zu verschaffen und die Beweglichkeit der jeweiligen Gelenke so lange wie möglich zu erhalten.

Ziel der **konservativen Therapie** muss eine deutliche Erleichterung der Aktivität und Beweglichkeit im Alltag sein. Durch verschiedene Reize und Behandlungstechniken wird der Austausch der Nährstoffe zwischen den Gewebsschichten von Knochen und Knorpel gefördert, um den Stoffwech-

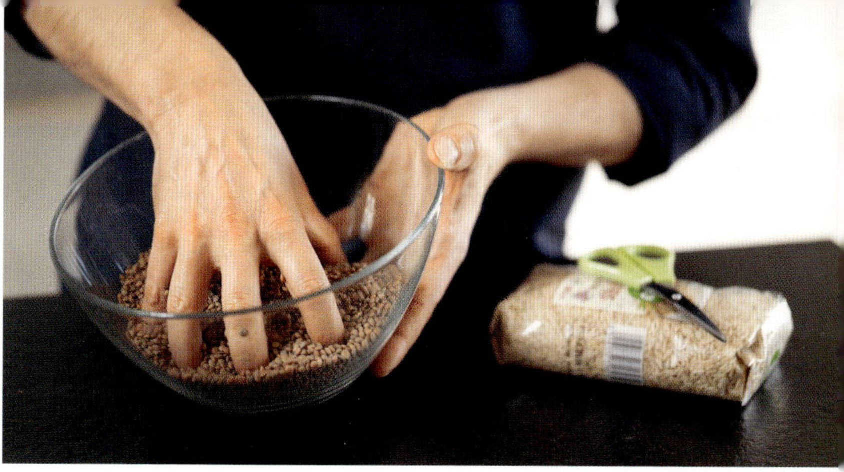

Das Bewegen der Hände in einer Schüssel mit Naturkörnern ist wohltuend und lockert das Gewebe.

sel in den schlecht ernährten Gelenken gezielt anzuregen. Unser Körper ist dadurch bis zu einem gewissen Maß in der Lage, beschädigte Zellen vermehrt abzutransportieren und neue Zellen zu produzieren.

In frühen Phasen kann man durch eine fokussierte **Therapie bei Handtherapeuten** gute Behandlungserfolge hinsichtlich Schmerzlinderung und Bewegungsverbesserung erzielen. Verschiedene Behandlungstechniken wie Traktion (= Auseinanderziehen von Gelenken), Mobilisation (= Bewegung fördern) und Flossing (Umwickeln der Gelenke mit elastischen Bändern), aber auch bestimmte physikalische Anwendungen wie Iontophorese (= Medikamente werden über Stromformen in das Gewebe eingebracht), Elektrotherapie (verschiedene Stromarten) oder Ultraschall- bzw. Lasertherapie fördern den Stoffwechsel und verbessern somit die Gewebsernährung. Oft sind warme Bäder und Bewegung sowohl in Wasser als auch Paraffin sehr wohltuend: Sie machen das Gewebe um die Gelenke herum elastischer und erleichtern somit das Bewegen. Denselben Effekt haben auch **aktive Bewegungen in großen Schüsseln mit Naturkörnern** wie Linsen, Erbsen, Raps oder Reis, die Sie sich gut zu Hause bereitstellen können. Bäder in solchen Naturstoffen fördern den Stoffwechsel.

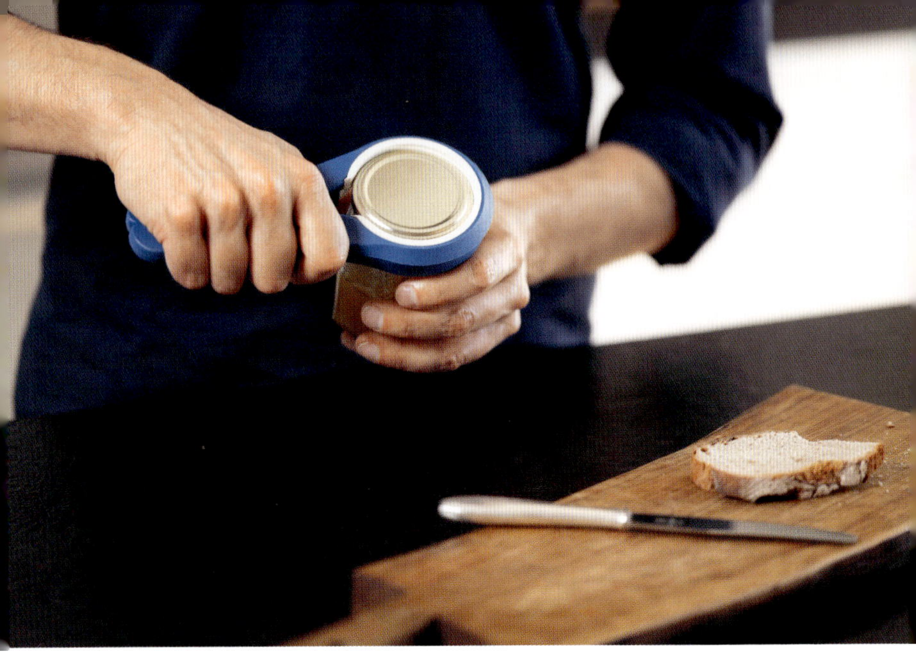

Hilfsmittel zum Öffnen von Dosen oder Flaschen können den Alltag Betroffener erleichtern.

In der Handtherapie kann ebenfalls eine Beratung zum Einsatz von **Hilfsmitteln** stattfinden. Hier gilt es, vor allem kleine und anstrengende Griffe, die viel Kraft erfordern, zu vermeiden und durch Vergrößerung der Oberfläche oder durch Benutzen eines Hilfsmittels zu erleichtern. Es gibt inzwischen zahlreiche nützliche Helfer für den Alltag, die Tätigkeiten wie das Öffnen von Dosen, Marmeladengläsern oder Flaschen deutlich einfacher machen. Auch Griffverdickungen und Schreibhilfen werden hier von Betroffenen gerne akzeptiert.

Schmerzmittel wirken nicht nur entzündungshemmend, sondern können in bestimmten Phasen des Verlaufs auch sehr hilfreich sein, um überhaupt ein schmerzarmes Bewegen und Benutzen der Hände wieder möglich zu machen. Wenn keine Bewegung mehr stattfinden kann, dann ist auch der Stoffwechsel kaum noch vorhanden und der Knorpel wird nicht mehr ernährt, wodurch das Fortschreiten der Arthrose gefördert wird. Besprechen Sie den regelmäßigen Einsatz von Schmerzmitteln bitte dringend mit Ihrem Arzt.

Was kann ich selbst tun?

Aktivität und Bewegung halten unseren Körper und unsere Gelenke fit. Gerade wenn die Arthrose beginnt, uns das Leben etwas schwerer zu machen, kann man durch viel Bewegung dem Krankheitsbild entgegenwirken. Am schlimmsten sind oft die ersten Bewegungen vor allem am Morgen, aber wenn man erst mal in Bewegung ist, dann wird es immer leichter. Beginnen Sie den Tag also mit leichten Übungen im Bett, zum Aufwachen von Körper und Geist. Sich ganz strecken und dehnen, die Knie anziehen, Radfahren, die Hände zu Fäusten schließen und weit öffnen: All das macht den Körper bereit für den Tag. Moderate sportliche Aktivitäten wie Wandern, Nordic Walking oder Schwimmen fördern unser Wohlbefinden und tun den Gelenken ungemein gut.

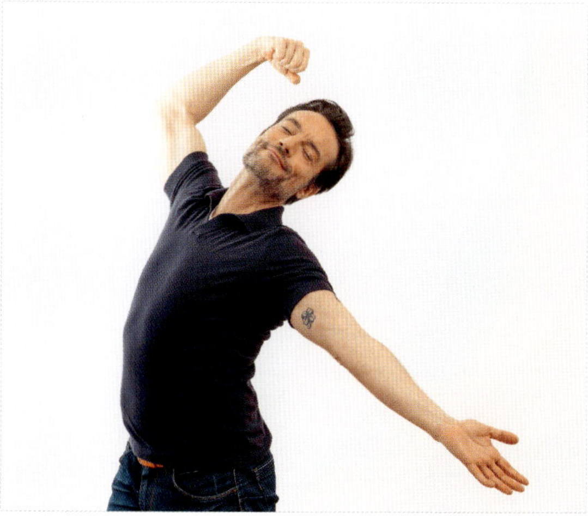

Sorgen Sie regelmäßig für Entspannung!

Operation als therapeutische Möglichkeit

Eine Operation stellt in keinem Fall den ursprünglichen Zustand eines Gelenkes wieder her, sondern dient alleine der Schmerzbekämpfung und dadurch der Verbesserung des möglichen Einsatzes im Alltag. Wenn die Arthrose so weit fortgeschritten ist, dass die Schmerzen im betroffenen Gelenk Sie bei jeder Handbewegung stark beeinträchtigen oder die Instabilität von zunehmend deformierten Gelenken Sie zu sehr stört, dann sollte man zusammen mit einem Handchirurgen über eine Operation nachdenken.

Es gibt verschiedenste Operationsmöglichkeiten, vom Gelenkersatz bis zur Gelenkversteifung. Diese müssen gegeneinander abgewogen und Ihren individuellen Ansprüchen und dem Stadium Ihrer Arthrose entsprechend sorgfältig ausgewählt werden. Bei allen operativen Eingriffen steht die Beseitigung der Schmerzen klar im Vordergrund, damit die Funktion und der Einsatz Ihrer Hand im täglichen Leben wieder möglich werden. Manchmal ist ein stabiles, aber schmerzfreies Gelenk viel mehr wert als ein wenig bewegliches, ständig schmerzendes Gelenk.

Gut zu **wissen**

Operative Eingriffe können nötig sein, um Schmerzen zu lindern oder Achsen zu korrigieren. Die Eingriffe müssen wohlüberlegt und gut vorbereitet sein und sollten von einem erfahrenen Handchirurgen durchgeführt werden. Nach einer Operation braucht der Körper auch Zeit zum Heilen.

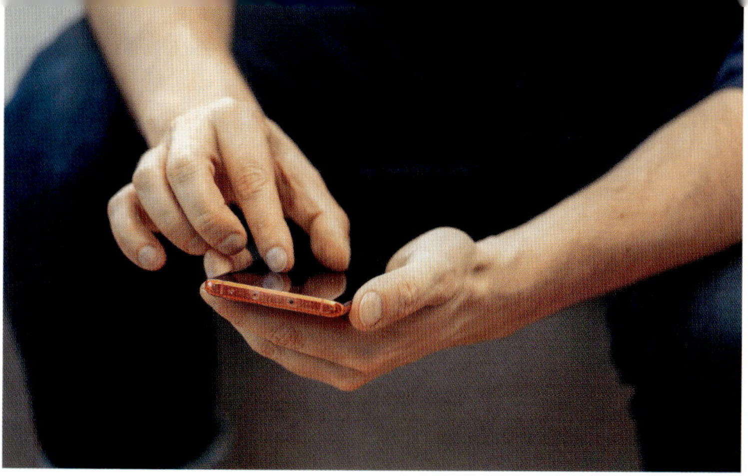

Mit unserem Daumen können wir eine Abspreiz- und Heranführungsbewegung sowie Rotationen ausführen.

Die Daumensattelgelenksarthrose (Rhizarthrose)

Der Daumen spielt in unserer Entwicklungsgeschichte eine beträchtliche Rolle und ist an ca. 50 % unserer Bewegungen und Greifmöglichkeiten beteiligt. Ohne die besondere Fähigkeit der menschlichen Hand, unseren Daumen den anderen Fingern gegenüberzustellen, könnten wir niemals Gegenstände und Werkzeuge herstellen und diese geschickt und kraftvoll benutzen.

Im Gegensatz zu unseren Vorfahren ist unser Daumen länger, mit eigenen, kräftigeren Muskeln ausgestattet, und hat einen weit größeren Bewegungsumfang. Während die Primaten nur eine Beuge- und Streckbewegung ausführen können, kann das menschliche Sattelgelenk zusätzlich noch eine Abspreiz- und Heranführungsbewegung sowie eine kleine Rotation ausführen, was in Summe eine Gegenüberstellung des Daumens (= Opposition) zu den anderen Fingern möglich macht.

Das Daumensattelgelenk nimmt eine tragende Rolle bei allen Greiffunktionen unserer Hand ein und ist deshalb sehr häufig von Abnutzungserscheinungen betroffen. Die alterstypische Degeneration wird vor allem durch eine dauerhafte Überlastung z.B. bei Handarbeiten oder schweren handwerklichen Tätigkeiten gefördert. Im Krankheitsverlauf der Arthrose wird der Gelenkknorpel abgetragen, sodass am Ende die Knochen ungeschützt aneinanderreiben und Schmerzen verursachen. Zusätzlich kann es zur Ausbildung von Knochenzacken oder Hohlräumen im Gelenkinnenraum kommen.

Ursachen

Innerhalb der Hand sind die Fingergelenke am öftesten von Arthrose betroffen; die Rhizarthrose ist somit die am häufigsten operierte Arthrose der Hand, was die besondere funktionelle Bedeutung des Daumens unterstreicht. Das Daumensattelgelenk schließt direkt an das Handgelenk an und wird aus dem ersten Mittelhandknochen und zwei kleinen Handwurzelknochen (dem großen und dem kleinen Vieleckbein) der körperfernen Handwurzelreihe gebildet. Seinen Namen besitzt das Gelenk wegen seiner Form, die an einen Sattel erinnert; es ist an vielen komplexen Bewegungen beteiligt.

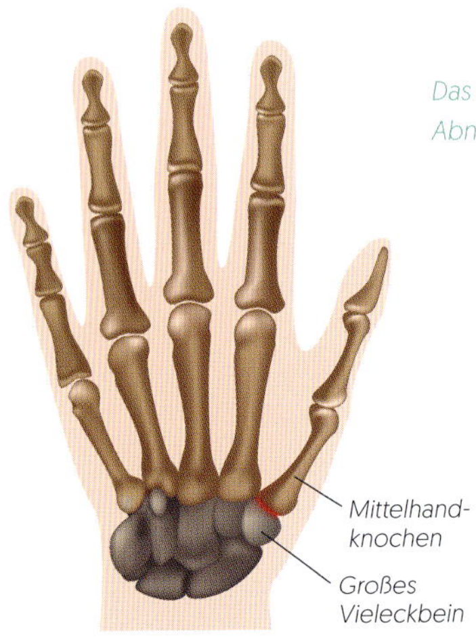

Das Daumensattelgelenk ist sehr häufig von Abnutzungserscheinungen betroffen.

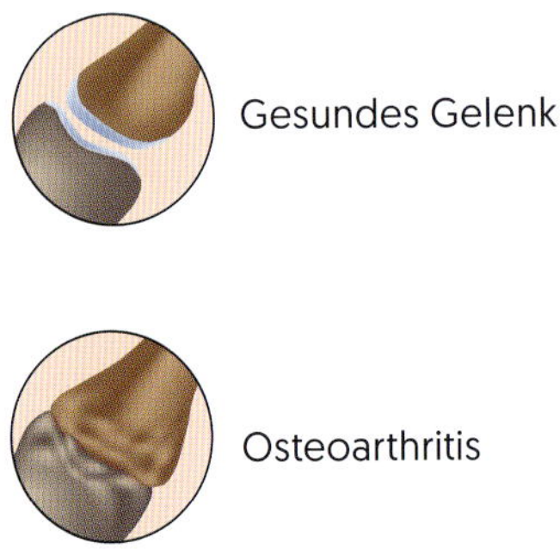

Wie es zu einer Arthrose kommt, ist bereits auf Seite 60 f. beschrieben. Gleiches gilt auch für die Entstehung der Rhizarthrose. Frauen sind von der Rhizarthrose weitaus häufiger betroffen als Männer, wobei durchschnittlich jede dritte bis vierte Frau nach Ablauf der hormonellen Umstellung in den Wechseljahren, genauer gesagt durch den abnehmenden Östrogenspiegel, unter einer Daumensattelgelenksarthrose leidet.

Ab wann zum Arzt?

Auch der Fortschritt der Rhizarthrose kann leider nicht aufgehalten werden. Durch den immer größeren Verschleiß der Gelenkflächen reiben die Knochen bei jeder Bewegung des Daumens direkt aufeinander, und dies verursacht Schmerzen vor allem beim täglichen Einsatz, im Verlauf dann auch in Ruhe. Anfangs tritt das Schmerzgefühl nur ab und zu auf, doch später kommt es zu stechenden, einschießenden Schmerzen beim Tragen und Zufassen sowie zum Loslassen von sehr kleinen, aber auch von großen Gegenständen: Schlüssel umdrehen, große Tassen umfassen, eine Flasche öffnen oder Lappen auswringen – all das wird zum täglichen Problem. Immer öfter fallen den Betroffenen Gegenstände aus der Hand, weil sie vom Schmerz überrascht werden und einfach loslassen. Je früher die Diagnose über ein Röntgenbild von Ihrem Arzt gestellt werden kann, desto mehr Möglichkeiten gibt es, den Verlauf der Arthrose durch kombinierte Therapiemöglichkeiten positiv zu beeinflussen.

Therapiemöglichkeiten

Die allgemeinen Therapieempfehlungen bei der Arthrose gelten selbstverständlich auch für die Behandlung der Rhizarthrose (vgl. hierzu Seite 62 ff.). Beim Daumen spielt insbesondere der funktionelle Einsatz im Alltag eine große Rolle. In sehr frühen Phasen der Rhizarthrose reicht es manchmal, das Daumensattelgelenk mit einer stabilisierenden Bandage z. B. aus Neopren zu unterstützen, um wieder kraftvoller zugreifen zu können. Diese elastischen Bandagen sind flexibel, üben eine leichte Kompression aus, die als sehr angenehm empfunden wird, und schränken die Bewegung nicht ein, sondern unterstützen nur bei jedem Griff.

Im späteren Verlauf kann von einem Handtherapeuten eine sogenannte Daumenhülse angefertigt werden. Diese Schiene wird aus einem speziellen Kunststoffmaterial hergestellt, das durch Erwärmung im Wasserbad immer wieder neu angepasst werden kann, aber in kaltem Zustand einen festen Halt gibt. Manchmal reicht es auch, nur das Daumensattelgelenk zu schützen und das darüber gelegene Daumengrundgelenk frei zu lassen. In den allermeisten Fällen sollten allerdings in dieser Daumenhülse sowohl das Daumensattelgelenk als auch das Daumengrundgelenk in einer Stellung fixiert sein, die einen Griff mindestens zum Zeigefinger, im besten Fall auch noch zum Mittelfinger zulässt. Das Daumenendgelenk und das Handgelenk dürfen durch die Orthese in keinem Fall in ihrer Bewegung eingeschränkt sein.

Durch diese individuell angefertigten Orthesen werden die falschen Achsenstellungen im Gelenk von außen korrigiert und machen so einen schmerzfreien Einsatz im Alltag wieder möglich. Auf lange Sicht sollte die Schiene aber nur bei starker Belastung getragen werden, da die eigentlich stabilisierende kräftige Muskulatur des Daumens während des Tragens der Schiene natürlich nicht aktiv ist und bei dauerhafter Entlastung verkümmert.

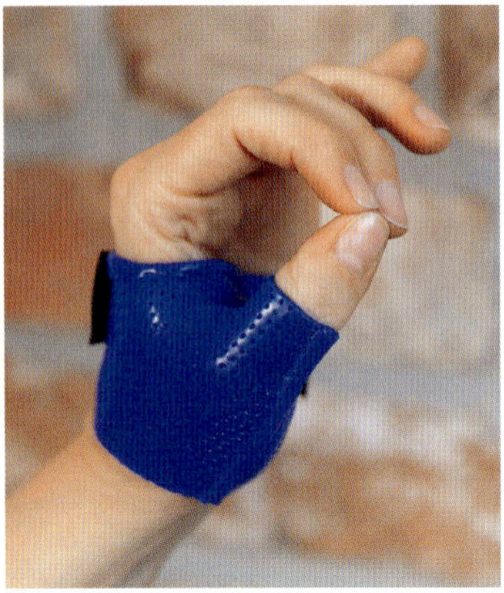

Individuell angefertigte Orthesen korrigieren die falsche Achsenstellung.

In frühen Phasen kann man durch eine gezielte Therapie beim Handtherapeuten gute Behandlungserfolge hinsichtlich Schmerzlinderung und Bewegungsverbesserung erzielen. Verschiedene Behandlungstech-

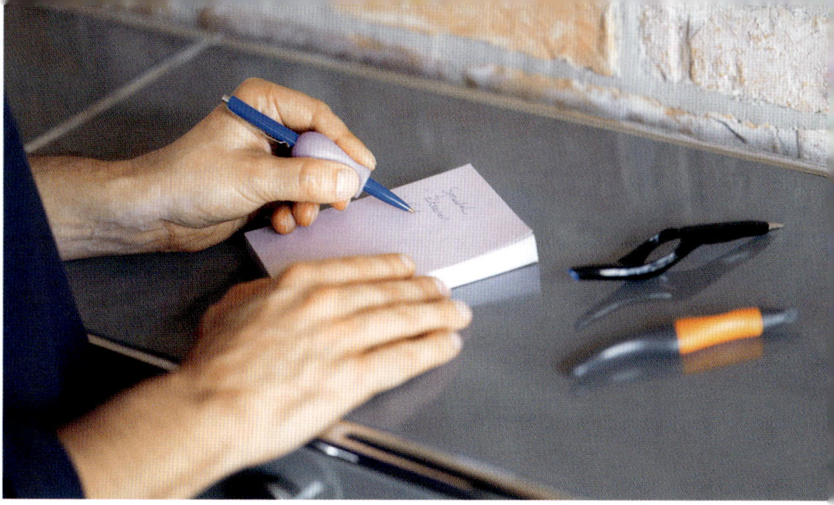

Speziell geformte Stifte, Griffverdickungen oder Schreibhilfen erleichtern das Benutzen von Schreibgeräten.

niken wie Traktion (= Auseinanderziehen von Gelenken), Mobilisation (= Bewegung fördern) und Flossing (= Umwickeln eines Gelenkes mit einem elastischen Band), aber auch bestimmte physikalische Anwendungen wie Iontophorese (= Medikamente werden über Stromformen in das Gewebe eingebracht), verschiedene Stromarten oder Ultraschall- bzw. Lasertherapie fördern den Stoffwechsel und verbessern somit die Gewebsernährung.

Oft sind warme Bäder und Bewegung sowohl in Wasser als auch Paraffin sehr wohltuend: Sie machen das Gewebe um die Gelenke herum elastischer und erleichtern somit das Bewegen. Denselben Effekt haben auch aktive Bewegungen in großen Schüsseln mit Naturkörnern wie Linsen, Erbsen, Raps oder Reis, die Sie sich gut zu Hause bereitstellen können. Bäder in solchen Naturstoffen fördern den Stoffwechsel und die Gewebsernährung enorm.

In der Handtherapie kann ebenfalls eine Beratung zum Einsatz von Hilfsmitteln stattfinden. Hier gilt es, vor allem kleine und anstrengende Griffe, die viel Kraft erfordern, zu vermeiden und durch Vergrößerung der Oberfläche oder durch Benutzen eines Hilfsmittels zu erleichtern. Es gibt inzwischen zahlreiche nützliche Helfer für den Alltag, die die schmerzauslösenden Tätigkeiten wie Schlüssel drehen, Stecker ziehen, Öffnen von Dosen, Marmeladengläsern oder Flaschen deutlich einfacher machen. Auch Griffverdickungen und Schreibhilfen werden hier von Betroffenen gerne akzeptiert.

Schmerzmittel wirken nicht nur entzündungshemmend, sondern können in bestimmten Phasen des Verlaufs auch sehr hilfreich sein, um überhaupt ein schmerzarmes Bewegen und Benutzen der Hände wieder möglich zu machen. Wenn keine Bewegung mehr stattfinden kann, dann ist auch der Stoffwechsel kaum noch vorhanden und der Knorpel wird nicht mehr ernährt, wodurch das Fortschreiten der Arthrose gefördert wird. Besprechen Sie den regelmäßigen Einsatz von Schmerzmitteln bitte dringend mit Ihrem Arzt.

Was kann ich selbst tun?

Gerade bei der Rhizarthrose können Sie durch gezielte Bewegungsübungen die Situation immer wieder deutlich verbessern. Je früher man mit einem solchen Training beginnt, desto länger kann man eventuell einem operativen Eingriff ausweichen.

Folgendes Übungsprogramm wirkt speziell den Achsfehlstellungen und der überlasteten Muskulatur entgegen:

1. Legen Sie die Hand flach auf den Tisch. Heben Sie Ihren gestreckten Daumen weit zur Decke an und verweilen Sie so ca. 3 Sekunden. 5 Mal wiederholen.
2. Umgreifen Sie langsam und bewusst eine große Tasse – achten Sie dabei auf einen kontinuierlichen Hautkontakt von der Daumenspitze bis zur Zeigefingerspitze an dem Gefäß. 5 Mal wiederholen.
3. Umfassen Sie einen Apfel oder apfelgroßen Ball. Bewegen Sie den Daumen so, dass er oben aufliegt, und bringen Sie ihn wieder in die seitliche Position zurück. 10 bis 15 Mal wiederholen (s. auch Foto Seite 75).

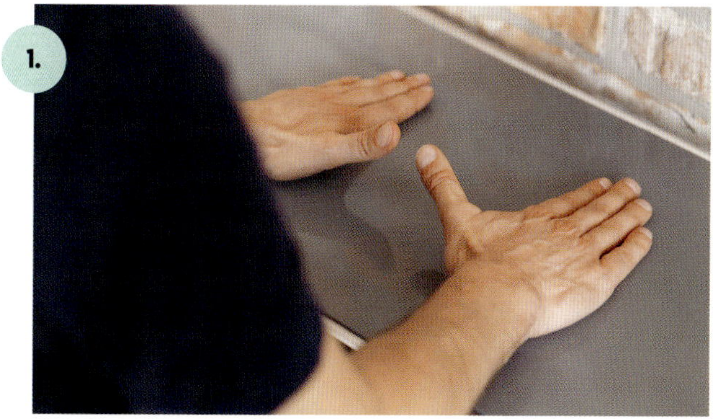

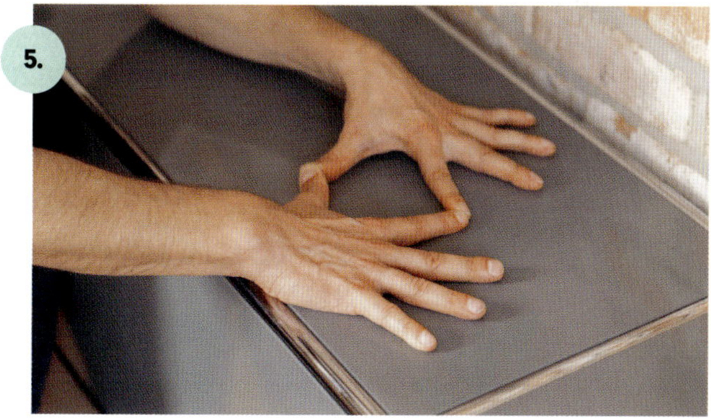

4. Drehen Sie den Apfel oder Ball in der Hand, mindestens 30 Sekunden lang.
5. Legen Sie beide Hände so vor sich auf den Tisch, dass sich jeweils die Daumen- und Zeigefingerspitzen berühren und ein großes Dreieck bilden. Spannen Sie jetzt beide Hände fest gegeneinander an, als ob sich die Zeigefinger in Richtung der Daumen bewegen wollten – lassen Sie aber keine Bewegung zu. 5 bis 10 Mal wiederholen.

6. Spannen Sie einen Haushaltsgummi um den Zeigefinger und Mittelfinger der betroffenen Hand. Spreizen Sie den Zeigefinger weit vom Mittelfinger ab; dann wieder zurückführen und kurz entspannen. 7 bis 10 Mal wiederholen.
7. Spannen Sie einen Haushaltsgummi um Ihre Hand. Spreizen Sie den Daumen gegen den Widerstand des Gummis weit von der Hand ab. 5 Mal wiederholen.
8. Fassen Sie wie eine Zange mit Daumen und Zeigefinger der anderen Hand direkt auf den dicken, starken Muskel zwischen Ihrem Daumen und Zeigefinger der betroffenen Hand. Massieren Sie durch leichten Druck der Zange dieses Muskelpaket. Anfangs ist das etwas unangenehm, wird aber unter dem sanften Druck schnell deutlich besser und entspannt diesen wichtigen Muskel enorm. Ca. 30 Sekunden (vgl. hierzu auch Übung 7 auf Seite 52.)

Operation als therapeutische Möglichkeit

Eine Operation stellt in keinem Fall den ursprünglichen Zustand eines Gelenkes wieder her, sondern dient alleine der Schmerzbekämpfung und dadurch der Verbesserung des möglichen Einsatzes im Alltag. Wenn die Arthrose so weit fortgeschritten ist, dass die Schmerzen im betroffenen Gelenk Sie bei jeder Handbewegung stark beeinträchtigen oder die Instabilität von zunehmend deformierten Gelenken Sie zu sehr stört, dann sollte man zusammen mit einem Spezialisten (Handchirurgen) über eine Operation nachdenken.

Es gibt für das Daumensattelgelenk heute einige Operationsmöglichkeiten, vom Gelenkersatz bis zur Gelenkversteifung. Diese müssen gut gegeneinander abgewogen und Ihren individuellen Ansprüchen und dem Stadium Ihrer Arthrose entsprechend ausgewählt werden. Bei allen operativen Eingriffen steht die Beseitigung der Schmerzen klar im Vordergrund, damit die Funktion und der Einsatz Ihrer Hand im täglichen Leben wieder möglich werden, Gegenstände nicht mehr einfach herunterfallen und nicht

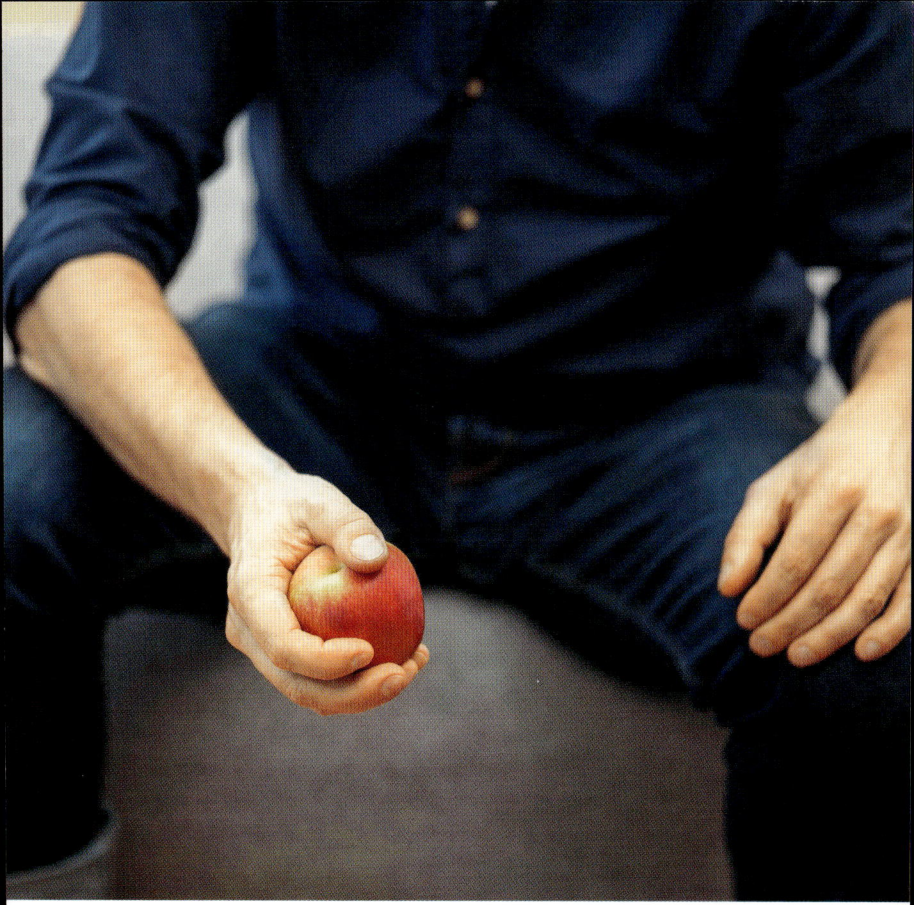

Beim Umfassen eines Apfels lässt sich ganz einfach eine Übung zur Daumenbewegung integrieren.

jeder einzelne Handgriff stechende Schmerzen verursacht. Der Gelenkersatz für das Daumensattelgelenk hat in den letzten fünf Jahren einen immer größeren Stellenwert in der Handchirurgie eingenommen. Die ständige Weiterentwicklung der Implantate, die durch erfahrene Handchirurgen in die kleinen Knochen eingesetzt werden, erzielt inzwischen einen guten Erfolg für einen schmerzfreien, fast normalen Einsatz im täglichen Leben.

Das Karpaltunnelsyndrom

Die Einengung des Mittelnervs *(Nervus medianus)* an einer natürlichen Engstelle im Handwurzelbereich ist wohl das häufigste und auch bekannteste Engpasssyndrom an der oberen Extremität. Unser Mittelnerv verläuft mit sämtlichen Beugesehnen der Finger und anderen Strukturen (z.B. Blutgefäßen) in einem engen, geschlossenen Kanal, dem Karpaltunnel. Dieser wird an drei Seiten von Handwurzelknochen und beugeseitig von einem kräftigen quer verlaufenden Band *(Retinaculum flexorum)* begrenzt.

Beim Karpaltunnelsyndrom (KTS) kommt es durch zusätzliche Einengungen zu vermehrtem Druck auf den Mittelnerv, welcher durch die verminderte Durchblutung Schaden nimmt und nicht mehr richtig funktioniert. Der erhöhte Druck kann z.B. durch eine Verdickung des Beugesehnengleitgewebes (Sehnenscheiden), durch kleine Blutschwämmchen oder in Folge von Speichen- oder Handwurzelbrüchen nach Unfällen vorkommen. Auch Stoffwechselerkrankungen wie z.B. Diabetes mellitus oder Hormonschwankungen während einer Schwangerschaft können die Entstehung eines KTS durch Vermehrung von Gewebe oder Wassereinlagerungen im Karpalkanal begünstigen.

Die Entwicklung eines KTS kann sich langsam über einen längeren Zeitraum hinweg aufbauen, in manchen Fällen z.B. nach Unfällen aber auch ganz akut entwickeln. Die Symptome des Karpaltunnelsyndroms sind Ausfallerscheinungen wie ein Kribbeln und/oder Taubheitsgefühl vornehmlich im Daumen, Zeige- oder Mittelfinger sowie eine Kraftminderung bis hin zur Schwächung der Muskulatur des Daumenballens.

Ab wann zum Arzt?

Zu Beginn treten die Beschwerden des Taubheitsgefühls und das unangenehme Kribbeln typischerweise meist nachts auf, was durch ein Schütteln der Hände und Bewegen der Finger schnell wieder verschwindet. Je länger die Erkrankung andauert, desto öfter kann es auch tagsüber zu Taubheitsgefühlen bis hin zur ständigen Pelzigkeit kommen. Der Verlust der Berüh-

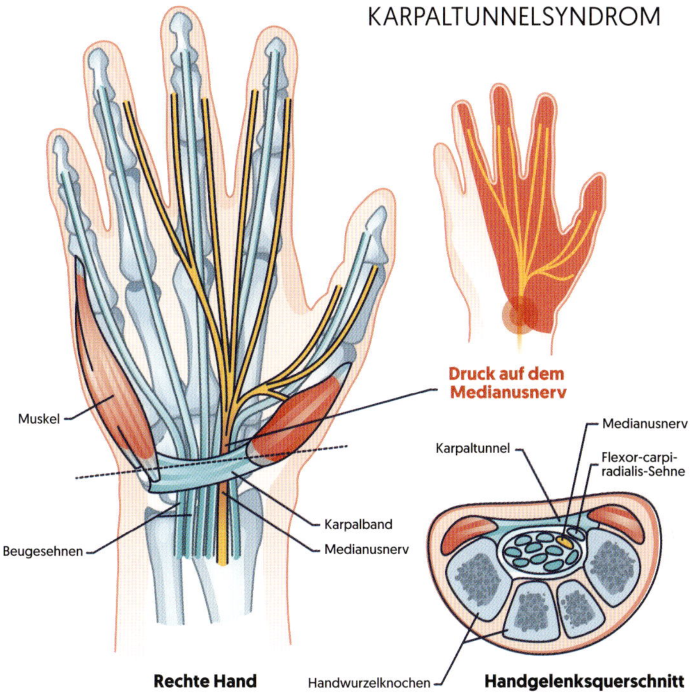

Beim Karpaltunnelsyndrom kommt es zu Schädigungen des Mittelnervs im Handwurzelbereich.

rungs- und Tastempfindlichkeit ist für die Funktion der ersten drei Finger stark einschränkend, denn es fehlt sozusagen das Fingerspitzengefühl.

Die Diagnostik besteht nach einer klinischen Untersuchung zusätzlich aus einer elektrophysiologischen Untersuchung durch einen Neurologen, in der die Schädigung des Nervs im Karpalkanal bewiesen werden kann. Treten die Beschwerden beidseits auf, sollten Sie unbedingt bei Ihrem Arzt die Halswirbelsäule (HWS) mit untersuchen lassen, denn eine Arthrose im

Achten Sie auf Ihr **Fingerspitzengefühl**!

Ist es für Sie schwierig, eine Bluse oder ein Hemd zuzuknöpfen? Und wenn Sie etwas aufheben wollen, fällt es Ihnen immer öfter aus der Hand? Falls sich Ihre Finger außerdem schon länger taub oder pelzig anfühlen, ist es höchste Zeit für einen Arztbesuch.

unteren Bereich der HWS kann auch auf die dort austretenden Nerven drücken und diese Beschwerden an beiden Händen verursachen.

Therapiemöglichkeiten

Schon wenn Sie nachts das Auftreten eines Kribbelns bemerken und eventuell sogar von dem unangenehmen Taubheitsgefühl in den ersten drei Fingern wach werden, können Sie durch Nervengleitübungen des gesamten Arms die Fähigkeit des Nervs, sich durch Engstellen zu bewegen, fördern. Oftmals bringt auch eine Ruhigstellung in Form einer Lagerungsschiene für das Handgelenk oder einer Handgelenksmanschette zur Nacht eine Linderung der Beschwerden.

Sollten die Beschwerden von einer Verdickung des Gleitgewebes im Karpalkanal kommen, kann auch eine einmalige Kortisoninjektion eine Rückbildung des Gewebes bewirken. In ausgeprägten Fällen bleibt jedoch oft nur die Operation, bei der das Karpaldach *(Retinaculum flexorum)* komplett gespalten werden muss, um dem eingeengten Nerv wieder Platz zu verschaffen. Dieser erholt sich nach der Operation je nach vorheriger Einengung langsam, aber meist vollständig, sodass das unangenehme Kribbelgefühl und Einschlafen der Finger mit der Zeit deutlich besser werden sollte.

Was kann ich selbst tun?

Sie können Ihrem Mittelnerv sehr gut mit verschiedenen Übungen wieder zu einem besseren Gleiten auf seinem Weg von der Halswirbelsäule bis in die Fingerspitzen verhelfen. Diese Übungen sollten Sie vor allem morgens machen, aber auch tagsüber zwischendurch schadet keinesfalls!

1. Heben Sie beide Arme seitlich auf Schulterhöhe und drehen Sie die Handflächen zur Decke. Strecken Sie die Arme bis in die Fingerspitzen. Stehen Sie ganz aufrecht und ziehen Sie die Schulterblätter etwas zusammen. Machen Sie Ihren Hals ganz lang, indem Sie die Schultern weit nach unten von den Ohren wegziehen. Bewegen Sie Ihre Handgelenke nach unten Richtung Boden. Zur Entspannung beugen Sie das Handgelenk und/oder die Ellenbogen. Führen Sie diese Dehnung mindestens 10 Mal langsam hintereinander durch, bis Sie spüren, dass die Spannung etwas nachlässt.

1.

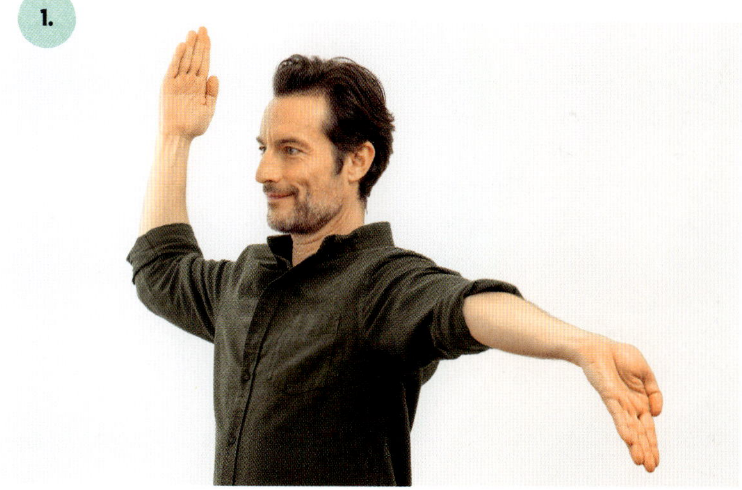

2. Bringen Sie beide Arme gestreckt vor den Körper auf Schulterhöhe. Lassen Sie die Schultern locker nach unten fallen, die Handflächen zeigen zur Decke. Strecken Sie das Handgelenk, den Daumen und die Finger weit und bewegen Sie die Fingerspitzen Richtung Boden. Halten Sie die Finger der betroffenen Seite mit Ihrer anderen Hand in der Dehnstellung fest. Beugen und strecken Sie den Ellenbogen. 10 Mal wiederholen pro Seite.
3. Bringen Sie die Arme seitlich auf Schulterhöhe. Strecken Sie beide Arme kräftig bis in die Fingerspitzen. Stehen Sie dabei aufrecht und ziehen Sie die Schulterblätter leicht zusammen. Bewegen Sie das rechte Ohr zur rechten Schulter und das linke Ohr zur linken Schulter (Seitneigung des Kopfes). Achten Sie darauf, dass Sie die Schultern nicht nach oben zu den Ohren hochziehen. Pro Seite 5 Mal wiederholen.
4. Legen Sie Ihre Hand mit der Handfläche nach oben vor sich. Strecken Sie den Daumen der betroffenen Seite weit nach außen. Dehnen Sie mit Ihrem anderen Daumen vom Ansatz des Daumenballens am Handgelenk kommend den betroffenen Daumen weit nach außen. 5 bis 7 Mal wiederholen (Fotos siehe Seite 51, Übung 5. und 6.).

2.

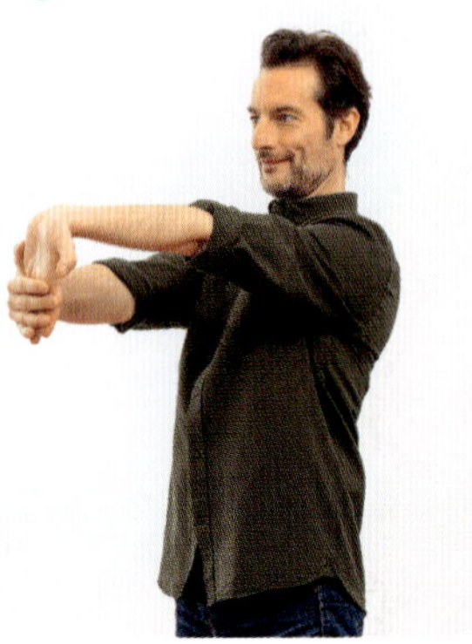

3.

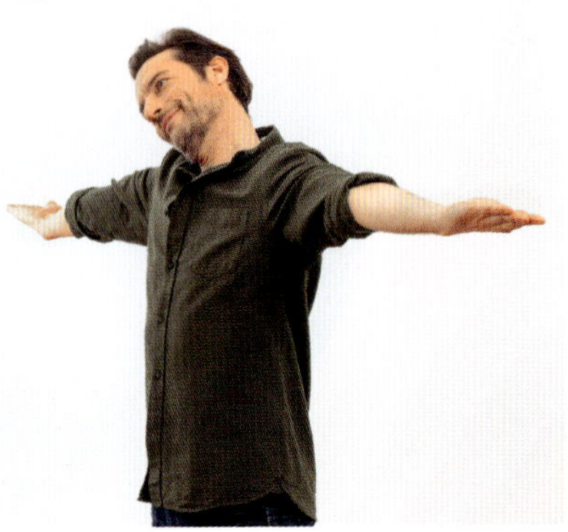

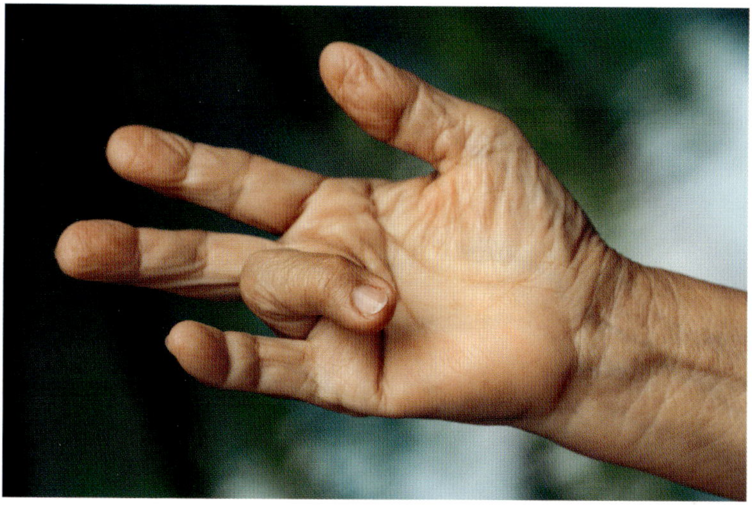

Der schnellende Finger wird auch »Schnappfinger« oder »Triggerfinger« genannt.

Ein schnellender Finger

Für dieses Krankheitsbild gibt es viele unterschiedliche Namen, wie zum Beispiel »Schnappfinger«, »Triggerfinger« oder »springender Finger«. Die medizinisch korrekte Bezeichnung ist *Tendovaginitis stenosans.*

Um unsere Finger zur Faust schließen zu können, nutzen wir unsere Beugemuskulatur, die vom Unterarm kommt und in langen Sehnen durch verschiedene Engstellen in Sehnengleitkanälen bis zu den Fingerspitzen reicht. Dabei verlaufen die Sehnen eng am Knochen, was die volle Funktion und Kraft unserer Muskeln gewährleistet. Um diese weiter zu unterstützen, gibt es zusätzlich noch ein Ringbandsystem.

Beim Krankheitsbild des schnellenden Fingers bilden sich Verdickungen entweder an der Sehnenscheide und/oder an den Sehnen selber aus. Diese Verdickungen behindern das freie Gleiten der Sehnen durch die Engstellen: Sie bleiben dort hängen und rutschen dann oft schmerzhaft doch noch schnell durch die Engstellen hindurch. Das erklärt das Schnappen des Fingers. Am häufigsten ist die Engstelle am ersten Ringband an den Grundgelenken des Daumens und der Finger zu finden, dem sogenannten A1-Ringband.

Ursachen

Die häufigste Ursache ist eine wiederholte Überlastung durch ungewohnte mechanische Beanspruchung unserer Hände, welche diese Verdickungen provoziert.

Der Daumen, Mittel- und Ringfinger sind am häufigsten von der Erkrankung betroffen. Auch bei Neugeborenen oder Kleinkindern tritt das Krankheitsbild hauptsächlich am Daumen auf und wird dann medizinisch als *Pollex flexus congenitus* (*pollex* = Daumen, *flexus* = gebeugt, *congenitus* = angeboren) bezeichnet. Hier fällt den Eltern auf, dass der Daumen in einer Beugestellung fixiert ist und nicht aktiv bewegt werden kann.

Der **schnellende Finger** – schnell wieder im Griff

Ungewohnte Tätigkeiten im Alltag, ob im Garten oder beim Heimwerken, können die Entstehung eines Schnappfingers bewirken. Wichtig ist nun, durch einen Arzt mögliche andere Ursachen auszuschließen. Einstweilen sollte der Finger geschont und nur behutsam leicht gedehnt werden.

Ab wann zum Arzt?

Anfangs bemerken die Betroffenen oft nur schmerzhafte Schwellungen und Druckempfindlichkeit im Bereich der Grundgelenke oder der Handinnenfläche, die morgens deutlich vermehrt auftreten, als Spannungsgefühl empfunden werden und die ersten Bewegungen des Tages oft sehr erschweren. Im weiteren Verlauf kommt es erst relativ spät zum schmerzhaften Schnappen oder Hängenbleiben des betroffenen Fingers. Spätestens dann sollten Sie Ihren Arzt aufsuchen, um mit ihm die verschiedenen Therapiemöglichkeiten zu besprechen. In sehr seltenen Fällen kann es in weit fortgeschrittenen Stadien zur Fixierung bzw. Blockierung des Fingers in einer Beugestellung kommen, was den raschen Arztbesuch unumgänglich macht. Die Diagnose der *Tendovaginitis stenosans* ist aufgrund des charakteristischen Schnappens beim Bewegen des Fingers einfach zu stellen. Durch Druck auf die Engstelle kann man sowohl das Schnappen auslösen als auch die Stelle der Verdickung gut ertasten.

Therapiemöglichkeiten

Zu Beginn der Erkrankung, also bei einem ständigen Spannungs- oder Druckgefühl oder bei Schmerzen im Bereich der Grundgelenke, helfen vor allem morgens aktive, lockere Bewegung und vorsichtige Dehnungen. Wenn schon ein leichtes Schnappen zu bemerken ist, sollte dies auf keinen Fall ständig provoziert werden, sondern eher durch eine Schonhaltung vermieden werden.

Vom Arzt verschriebene abschwellende sowie entzündungshemmende Medikamente können in dieser Phase sehr hilfreich sein, um der lokalen Entzündung entgegenzuwirken. Auch eine Kortisoninjektion in die Sehnenscheide kann als einmaliger Versuch vom Arzt unternommen werden, damit sich das Gewebe wieder zurückbildet und sich die Situation beruhigt.

Bleibt das schmerzhafte Schnappen aber weiterhin hartnäckig bestehen oder wird gar schlimmer, so sollte durch eine Operation die komplette

Spaltung des A1-Ringbandes auf Höhe des Grundgelenkes vorgenommen werden, wobei gleichzeitig das entzündete Gewebe lokal komplett entfernt wird.

Nach der Operation ist es sehr wichtig, dass die Beugesehne des betroffenen Fingers sofort wieder aktiv bewegt wird, auch wenn dies zu Beginn Schmerzen verursacht. Es darf sich kein Narbengewebe so ausbilden, dass die Sehnen in ihrer Bewegung eingeschränkt sind. Vor allem eine vollständige Streckung der Finger im Mittelgelenk muss nach der Operation intensiv geübt werden, eventuell gemeinsam mit einem Handtherapeuten.

Was kann ich selbst tun?

Lockere Bewegungen der Finger gerade morgens lindern die Beschwerden häufig schnell. Gerne können Sie dies auch in Verbindung mit lauwarmem oder kaltem Wasser tun, wenn Ihnen der Temperaturreiz wohltuend erscheint. Wichtig ist, dass Sie dabei nicht ständig die schmerzauslösende Position suchen und provozieren, sondern die Finger eher im schmerzfreien Bereich, ohne besondere Kraftanstrengung bewegen. Folgende Übungen haben sich bewährt:

1. Nehmen Sie Ihre betroffene Hand mit der Handinnenfläche nach oben in die gesunde Hand. Dehnen Sie das Grundgelenk des betroffenen Fingers langsam weit bis in eine leichte Überstreckung. Erweitern Sie langsam die Dehnung bis zum Endgelenk des betroffenen Fingers. Wichtig: Spannen Sie keinesfalls den betroffenen Finger in Richtung Beugung aktiv gegen die Dehnung. Ca. 20 Sekunden halten, 5 Mal wiederholen – möglichst oft am Tag.
2. Nehmen Sie Ihre betroffene Hand mit der Handinnenfläche nach oben in die gesunde Hand. Dehnen Sie mit sanftem Druck des gesunden Daumens die Bänder der Grundgelenke quer über alle Grundgelenke hinweg. Beginnen Sie am Zeigefingergrundgelenk und arbeiten Sie sich bis zum kleinen Finger vor. 5 Mal wiederholen – möglichst oft am Tag.

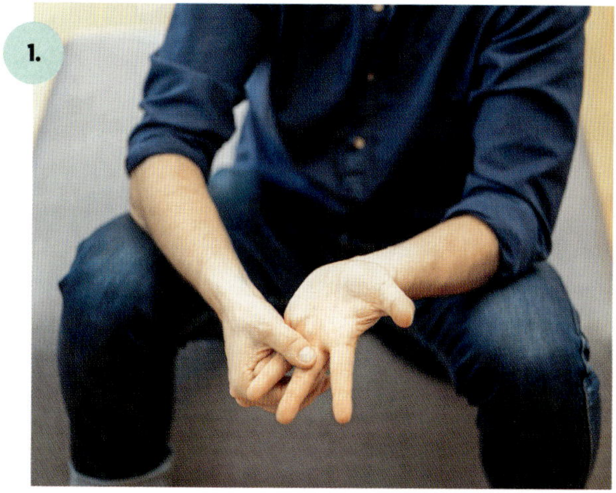
1.

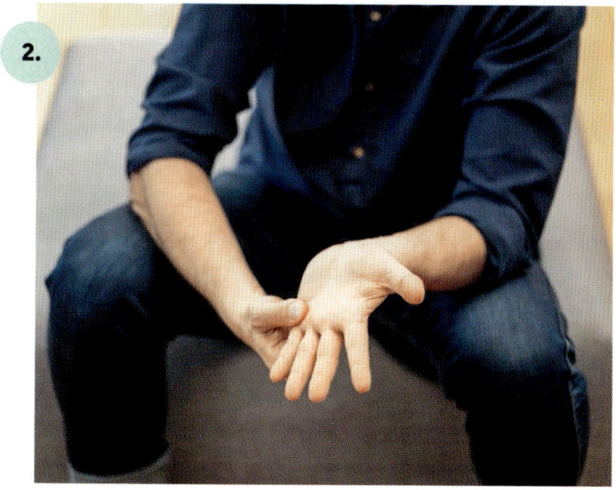
2.

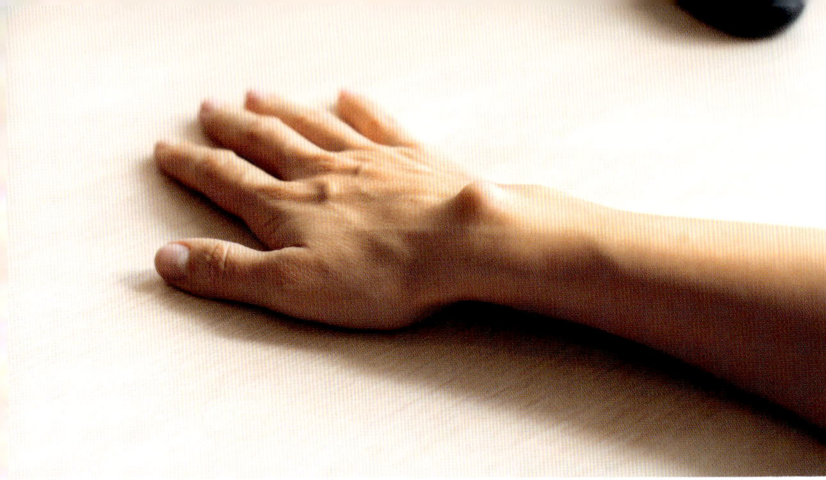

Ein Ganglion ist eine gutartige Geschwulst, die mit Flüssigkeit gefüllt ist.

Das Überbein

Ein Überbein – auch Ganglion genannt – ist eine gutartige Geschwulst, die sehr häufig im Bereich unserer Hände und Handgelenke auftritt. Ihre Entstehung ist bis heute nicht ausreichend geklärt. Oft sind sie deutlich sichtbar, wobei die Größe variieren kann: mal kleiner, mal größer, sogar bis zu 8 cm im Durchmesser.

Überbeine sind prall-elastisch und mit einer klaren, gallertartigen Flüssigkeit gefüllt. In der Regel gibt es an jedem Ganglion einen Stiel, der von einem Gelenk oder einer Sehnenscheide ausgeht und durch den Flüssigkeit in das Überbein gelangt. Durch eine kontinuierliche Belastung des Kapselgewebes entsteht in Folge ein Ein-Wege-Kanal, der den Rückfluss der Gelenkflüssigkeit nicht mehr zulässt. Frauen zwischen dem 20. und 40. Lebensjahr sind dreimal häufiger betroffen als Männer, doch auch bei Kindern können Ganglien vorkommen.

An unseren Händen sind die meisten Überbeine auf der Streckseite des Handgelenkes zu finden. Aber auch auf der Beugeseite in Verlängerung des Daumens sowie an den Grundgelenken in der Hohlhand bilden sich diese

Raumforderungen öfters aus. Prinzipiell kann an jedem unserer Gelenke, an jeder Sehnenscheide oder an jedem Ringband ein Ganglion entstehen. Manchmal verstecken sich kleine Ganglien auch in der Gelenkkapsel oder wachsen nach innen und dringen in den Knochen ein, häufig im Handwurzelbereich, weshalb man sie von außen nicht sehen kann – trotzdem verursachen sie Beschwerden.

Neben der manchmal störenden Ästhetik können Überbeine Schmerzen auslösen, denn durch die Raumforderungen werden die Nerven in ihrer Umgebung häufig irritiert. Dies führt bei vermehrter Belastung zu Schmerzen, vor allem beim Aufstützen.

Ab wann zum Arzt?

Wenn Sie eine pralle Schwellung über einen längeren Zeitraum immer an der gleichen Stelle Ihrer Hände wahrnehmen und diese Sie stört oder Beschwerden verursacht, dann sollten Sie einen Handchirurgen aufsuchen, der die Diagnose mittels eines Röntgenbildes oder eines MRT (Bildgebung über Magnetresonanztomografie) sichern kann.

Therapiemöglichkeiten

Früher hat man diese ballonartigen Geschwülste durch einen Schlag mit einem schweren Buch zertrümmert und zum Platzen gebracht. Durch diese recht unsanfte, aber dennoch effektive Behandlung verteilte sich die Flüssigkeit im Gewebe und wurde vom Körper abgebaut. Allerdings war die vermeintliche Ursache, nämlich der Stiel zu einem Gelenk, durch das Platzen der Wände nicht beseitigt, und das Ganglion konnte sich rasch wieder füllen.

Heutzutage kann man etwas schonender sowohl für den Patienten als auch für das Gewebe die Flüssigkeit absaugen (punktieren), was aber ebenso wenig den Stiel beseitigt.

Bei einer operativen Entfernung ist es das vorrangige Ziel, den Stiel des Ganglions zu entfernen. Hierzu wird die Gelenkkapsel eröffnet und wieder verschlossen, wodurch sich eine Narbe bildet, die danach zu einer Bewegungseinschränkung führen kann. Deshalb muss nach einer Operation unbedingt schnell mit der Mobilisation des Handgelenkes durch einen Handtherapeuten begonnen werden, um Bewegungseinschränkungen entgegenzuwirken. Ganglien neigen allerdings trotz Entfernung in ca. 20 % der Fälle dazu, sich wieder auszubilden.

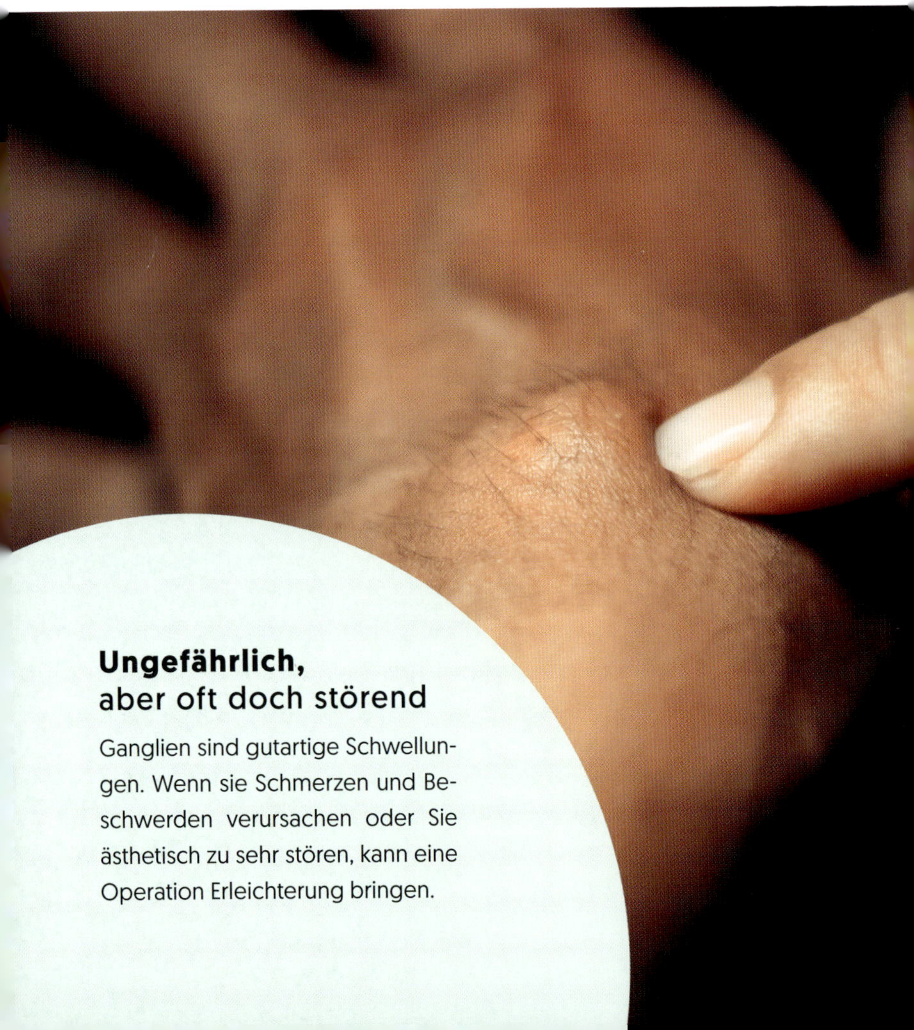

Ungefährlich, aber oft doch störend

Ganglien sind gutartige Schwellungen. Wenn sie Schmerzen und Beschwerden verursachen oder Sie ästhetisch zu sehr stören, kann eine Operation Erleichterung bringen.

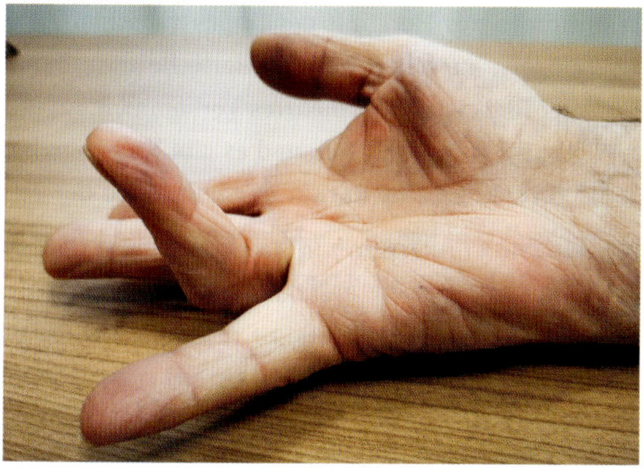

Die Dupuytrensche Kontraktur kann familiär vererbt werden.

Die Dupuytrensche Kontraktur

Eine der häufigsten gutartigen bindegewebigen Erkrankungen in unseren Breitengraden ist die Dupuytrensche Kontraktur, die nach dem Entdecker der Erkrankung Baron Guillaume Dupuytren benannt ist. Wir haben an unseren Händen (und Füßen) eine derbe Schicht aus festem, nicht sehr elastischem Bindegewebe, die uns beim täglichen Einsatz unserer Hände vor Verletzungen der tieferen Schichten mit empfindlichen Geweben wie Blutgefäßen, Nerven oder Sehnen schützt.

Bei einer Dupuytrenschen Kontraktur verändert sich dieses Bindegewebe, indem es Knoten und Stränge ausbildet, die bis in die Finger reichen können und so eine Beugestellung einzelner oder mehrerer Finger bewirken.

Ursachen

Bis heute ist die Ursache dieser Erkrankung noch nicht geklärt. Die Dupuytrensche Kontraktur tritt häufig familiär vererbt auf, wobei sie auch Generationen überspringen kann. Männer sind bei dieser zum Kreis der Fibromatosen (= gutartige Wucherung von Bindegewebe) gehörenden Erkrankung drei- bis viermal häufiger betroffen als Frauen.

Hohlhand auf, und das Endgelenk ist manchmal sogar in einer Überstreckung fixiert.

Ab wann zum Arzt?

Die Diagnostik dieser markanten Erkrankung ist durch ihr charakteristisches Erscheinungsbild durch Ihren Hausarzt oder Handchirurgen einfach zu stellen. Dennoch hat jeder Betroffene unterschiedliche Ansprüche und Erwartungen an seine Hände. Oft beschreiben die Patienten den Zeitpunkt des Entschlusses zur Therapie damit, dass sie die Hand nicht mehr in die Tasche stecken können oder durch einen in Beugung fixierten Finger Gegenstände nicht mehr gut halten können bzw. gar ständig fallen lassen.

Wenn durch die fortgeschrittene Fingerkrümmung die Funktion im Alltag als massiv behindernd und einschränkend empfunden wird, dann sollten Sie einen Handchirurgen zurate ziehen, um sich über die verschiedenen Therapiemöglichkeiten beraten zu lassen.

Therapiemöglichkeiten

Das grundsätzliche Problem der Therapie der Dupuytrenschen Kontraktur liegt darin, dass die Erkrankung nicht heilbar ist. Man kann nur die Symptome behandeln und eindämmen, aber die Ursache kann nicht behoben werden. Auch ist eine Rückkehr der Symptome nach einer erfolgten Therapie (Rezidiv) leider sehr häufig zu beobachten, was bedeutet, dass sich wieder die schon betroffenen oder jetzt andere Finger einkrümmen.

Unter Berücksichtigung dieser Kriterien sowie des zeitlichen Verlaufs und der Ausprägung des Befundes muss gut überlegt werden, welche Therapie zu welchem Zeitpunkt die erfolgversprechendste sein kann. Ein Eingriff in einem sehr frühen Stadium kann auch mal das Voranschreiten der Erkrankung fördern.

Es gibt Therapieformen, bei denen Röntgenbestrahlungen der Stränge vorgenommen werden, mit Injektionsnadeln die Stränge aufgestochen werden oder Medikamente eingebracht werden, die das Gewebe aufweichen sollen. Allerdings ist bei all diesen Therapieformen eine hohe Rückkehr der Erkrankung zu beobachten.

Bei einer Operation werden durch bestimmte Hautschnitte in der Hohlhand die Strukturen freigelegt und das erkrankte Bindegewebe wird entfernt. Um keine Gefäße oder Nerven zu verletzen, sie aber trotzdem von dem Gewebe zu befreien, sollte diese Operation mit einer Lupenbrille durch einen erfahrenen Handchirurgen durchgeführt werden. In weiter fortgeschrittenen Stadien kann es zusätzlich zu Maßnahmen wie Gelenklösungen oder gar Gelenkversteifungen kommen, die vorher mit dem Betroffenen besprochen werden müssen. In jedem Fall wird die Haut nach solchen Eingriffen nur recht locker zugenäht, um frühzeitig wieder eine aktive Bewegung zuzulassen. Die Nachbehandlung sollte bei einem Handtherapeuten stattfinden und schon innerhalb der ersten drei Tage nach der Operation beginnen.

Nun ist das Ziel der konservativen Anschlusstherapie, die Streckung der Finger wieder zu erarbeiten, wobei auch auf einen vollständigen Faustschluss Wert gelegt werden muss. Nachdem das Gewebe sehr häufig dazu neigt, sich wieder in Beugung zusammenzuziehen, verordnet der Arzt nach der Operation in manchen Fällen eine Schiene, die die Finger in Streckung lagert und vor allem in der Nacht getragen wird. Diese wird individuell von einem Handtherapeuten angefertigt. Insgesamt muss man mit mindestens vier Wochen intensiver Therapie nach der Operation rechnen, bei Rezidiven sogar drei Monate und mehr.

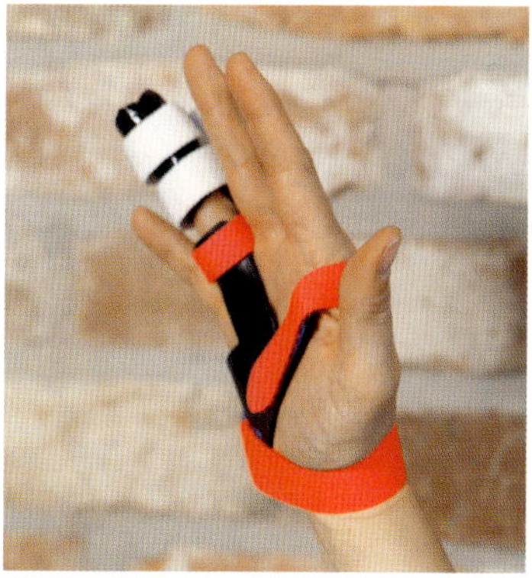

Die individuell angepasste Schiene wird vor allem nachts getragen und lagert die Finger in der Streckung.

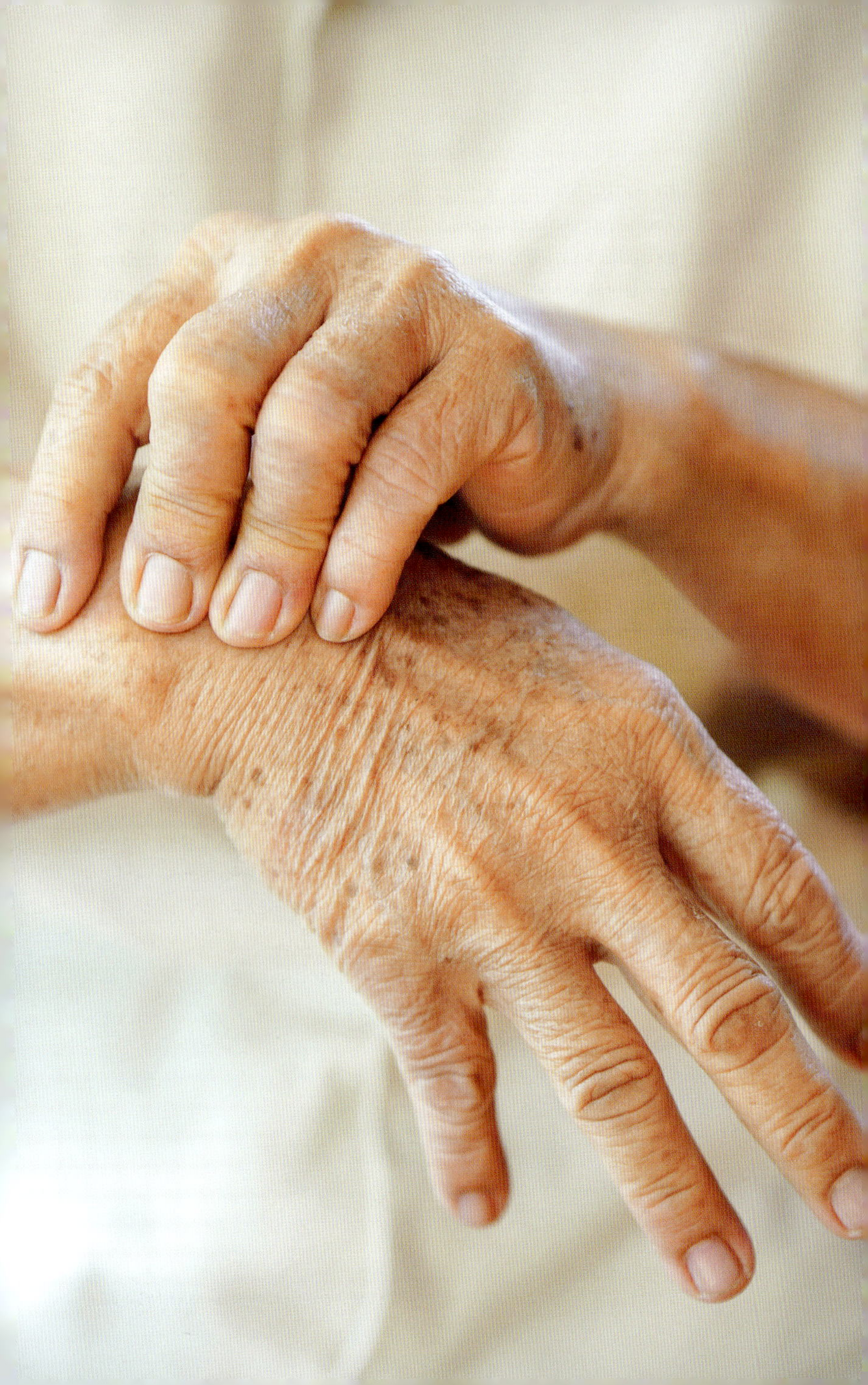

Rheuma

Rheumatismus – kurz Rheuma oder auch rheumatoide Arthritis – bezeichnet eine Vielzahl von entzündlichen Erkrankungen, die vor allem den Stütz- und Bewegungsapparat betreffen, also Muskeln, Bindegewebe, Knochen und Gelenke. Die Medizin kann bis heute weit mehr als 400 Krankheitsformen dem Kreis der rheumatischen Erkrankungen zuordnen. Frauen sind dreimal häufiger betroffen als Männer und die ersten Anzeichen können sich schon ab dem 35. Lebensjahr bemerkbar machen.

Die Ursache ist bis heute immer noch ungeklärt, dennoch kann man in vielen Fällen eine Erbkomponente beobachten. Die Erkrankung kann schnell fortschreiten, in akuten Schüben verlaufen oder auch in bestimmten Stadien verweilen. Bei der rheumatoiden Arthritis greift das körpereigene Immunsystem die Zellen der eigenen Gelenke an, sodass diese ständig entzündet sind und am Ende zerstört werden. Von der Krankheit werden oft viele Gelenke auf einmal befallen, deshalb spricht man in der Medizin von einer chronischen Polyarthritis (chronisch = andauernd, fortlaufend, *poly* = viele, Arthritis = entzündetes Gelenk).

Verlauf

Das erste Anzeichen für den Ausbruch der Erkrankung ist meist eine deutlich erschwerte Beweglichkeit der Hände am Morgen. Es braucht eine gewisse Zeit und Aktivität, bis die Morgensteifigkeit verschwindet. Ebenso kann es unangenehm sein, wenn das Gegenüber beim Händeschütteln etwas stärker zugreift. In der Regel werden vor allem das Handgelenk und die Grund- und Mittelgelenke der Finger oft symmetrisch an beiden Händen gleichzeitig von der Krankheit angegriffen.

Bis heute lassen sich rund 400 Krankheitsformen dem Kreis der rheumatischen Erkrankungen zuordnen.

Das eigene Abwehrsystem greift die Zellen der Gelenkinnenhaut an, wodurch es zu dauerhaften Schwellungen kommt. Dadurch werden die Gelenkkapsel, der Bandapparat und auch die Sehnen um das Gelenk herum ständig überdehnt und in der Folge instabil.

Die Gelenke sind überwärmt, geschwollen und schmerzen auch in Ruhe. Durch die dauerhaft schmerzhafte Entzündung kommt es zu einer Schonhaltung, wodurch Fehlbelastungen entstehen und sich letztendlich Fehlstellungen der Gelenke ausbilden.

Während man am Handgelenk auf der Kleinfingerseite einen deutlich prominenten Knochen auf der Streckseite sehen kann, nämlich den Ellenkopf, sinkt die Handwurzel im Vergleich dazu durch die instabilen Bänder zur Beugeseite ab und es kommt zur sogenannten Bajonettstellung. Die Fingerachsen weichen alle zur Kleinfingerseite hin ab, und an den Mittelgelenken der Finger kann es zu Fehlstellungen wie Schwanenhals- oder Knopflochdeformitäten kommen.

Ab wann zum Arzt?

Sobald Sie an Ihren Händen über mehr als vier Wochen eine dauerhafte Morgensteifigkeit feststellen oder immer schmerzende und geschwollene Gelenke haben, sollten Sie einen Arzt aufsuchen. Im Blut lassen sich sehr früh sogenannte Rheumafaktoren feststellen; im Zusammenhang mit einem erhöhten Entzündungswert kann dies eine erste Diagnose sein. Auch im Röntgenbild zeigen sich erste Anzeichen von Rheuma schon sehr bald. Eine frühzeitige Erkennung der Erkrankung kann heutzutage die schlimmsten Deformitäten und Rheumaschübe durch eine gezielte v.a. medikamentöse Therapie verhindern.

Therapiemöglichkeiten

Am Anfang sollte eine medikamentöse Therapie durch den Rheumatologen erfolgen, mit dem Ziel, die Entzündungsreaktionen des Körpers möglichst schnell zu reduzieren. Oft kommen hier entzündungshemmende Medika-

Kälte und Wärme für eine **bessere Durchblutung**

Ob durch ein Bad in warmen Naturkörnern oder den Besuch einer Kältekammer – Temperaturreize haben erwiesenermaßen eine positive Auswirkung auf unser Gewebe: Sie entspannen die Muskeln und lindern Entzündungen.

mente wie Kortisonpräparate, aber auch Schmerzmittel und weitere spezielle Basismedikamente zum Einsatz.

All diese Arzneimittel sollen das Fortschreiten der rheumatischen Erkrankung im besten Fall stoppen, zumindest aber stark verlangsamen und langfristig möglichst positiv beeinflussen. Selbstverständlich helfen zusätzlich oder ergänzend auch Naturheilmittel sowie eine gesunde Ernährung, um dem Körper zur Besserung zu verhelfen.

Die Medikation wird im Verlauf immer wieder neu überprüft und an die jeweilige Situation angepasst. Zeitgleich beeinflusst auch eine konservative Therapie durch Physio- oder Ergotherapie die Krankheit positiv.

In weiter fortgeschrittenen Stadien werden in der Handtherapie vor allem für nachts Schienen aus niederthermoplastischem Material individuell für jeden Patienten angefertigt, die die Gelenke in einer entspannten und richtigen Position lagern. Es gibt auch sogenannte Korrekturschienen, die bei schon bestehenden Gelenkfehlstellungen das Zugreifen und den Einsatz der Hand im Alltag deutlich verbessern können: etwa kleine individuell angepasste Schienen, die das Abweichen der Finger zur Kleinfingerseite korrigieren. Auch für die Schwanenhalsdeformation an den mittleren

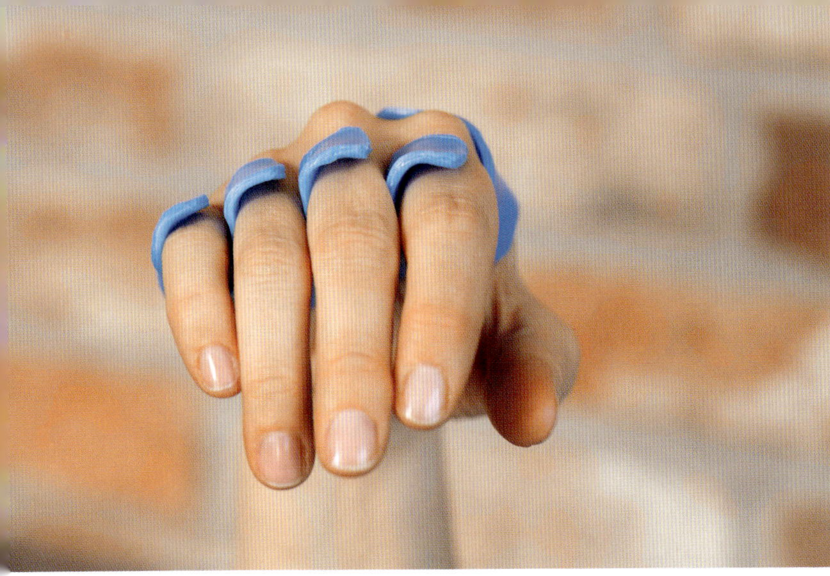

Schienen, individuell vom Handtherapeuten angefertigt, lagern die Hand in der richtigen, entspannten Position.

Fingergelenken gibt es Korrekturschienen, die, wenn sie gut toleriert werden, sogar wie ein Schmuckstück aus Silber hergestellt werden können. Diese Schienen sind ein großer Mehrwert für viele Betroffene und erleichtern den Alltag enorm. Damit sie ihre Funktion erfüllen können, müssen sie jedoch optimal passen und dürfen zu keinem Zeitpunkt drücken. Daher müssen sie in gewissen zeitlichen Abständen immer wieder auf Passgenauigkeit und sich verändernde Umstände kontrolliert und bei Bedarf neu angepasst werden. Die konservative Therapie hat in jeder Phase das Ziel, die Schmerzen zu lindern, die Beweglichkeit zu verbessern sowie die Entstehung bzw. das Fortschreiten von Fehlstellungen der Gelenke aufzuhalten.

Was kann ich selbst tun?

Eine große Rolle spielen ein bewusster Umgang mit der Erkrankung und das Wissen, wie man selbst dazu beitragen kann, die Entstehung von Gelenkfehlstellungen zu vermeiden. Hierzu gibt es viele Informationen in einer Schulung zum Gelenkschutz, die ebenfalls von Handtherapeuten durchgeführt wird. Betroffene lernen dabei, im Alltag ökonomisch mit ihren Gelenken umzugehen und durch ein Umdenken ein neues Bewusstsein sowie ein Verständnis für die Krankheit zu entwickeln. Langfristig muss das Ziel sein, die Lebens- und Verhaltensweisen so anzupassen, dass die rheumatoide Arthritis in Ihrem Alltag unbemerkt zu jedem Zeitpunkt berücksichtigt wird.

Beim Rheuma sind oft auch große Gelenke wie Hüfte, Knie oder die Füße betroffen; daher ist es wichtig, von Beginn an den ganzen Körper zu aktivieren und alle Gelenke in Bewegung zu halten: durch angepasste sportliche Aktivitäten wie Wandern, Nordic Walking oder Schwimmen. Häufig wird vor allem in fortgeschrittenen Stadien die Bewegung im Wasser als sehr entlastend empfunden. Innerhalb einer Wassergymnastik können ohne Einfluss der Schwerkraft wieder Übungen durchgeführt und Gelenke bewegt werden, deren Mobilisation im Alltag sehr schwierig geworden ist oder kaum noch möglich erschien. Es gibt auch gut organisierte Selbsthilfegruppen, in denen man unter therapeutischer Anleitung zusammen Übungen durchführt und ein Austausch von Betroffenen sowie gemeinsame Aktivitäten gefördert werden (siehe Anhang).

Generell können in frühen Stadien vor allem morgens sanfte Aufwärm- und Dehnübungen gegen die Morgensteifigkeit selbstständig durchgeführt werden. Kräftigende Übungen sowie Übungen in weiter fortgeschrittenen Stadien sollten individuell für jeden Betroffenen zusammen mit einem Handtherapeuten erarbeitet werden, um Achsabweichungen und Fehlstellungen beim Üben zu vermeiden.

Knochenbrüche

Unfälle geschehen so schnell, dass man sich manchmal wundert, wie das eigentlich passieren konnte. Man stürzt auf einer Treppe, fällt beim Wandern hin, stolpert über einen Stein, klemmt sich die Finger in der Autotür ein oder bleibt mit einem Ring irgendwo hängen ... oder dergleichen mehr. Oft haben solche Ereignisse keine Folgen, aber es kann auch mal ein Knochen dabei brechen. Es gibt klare Anzeichen für Knochenbrüche, die man kennen sollte:

- Fehlstellungen bzw. Achsabweichungen am Knochen
- Schmerzhaftes Knochenreiben beim Bewegen (Krepitation)
- Abnorme Beweglichkeit
- Erkennbare knöcherne Anteile bei offenen Frakturen

Die häufigste Verletzung an der Hand ist der Bruch der Speiche nah am Handgelenk. In der Regel merken die Betroffenen sofort, dass die Bewe-

Unentdeckte **Brüche**

Vor allem der Bruch des Kahnbeins am Handgelenk bleibt oft unentdeckt und verheilt dann entweder gar nicht oder verursacht die Entstehung eines Falschgelenks [Pseudarthrose]. Am häufigsten passiert dies jungen Männern z. B. nach Stürzen beim Fußball, Mountainbiking oder mit dem Motorrad, wenn sie mit hoher Geschwindigkeit auf das gestreckte Handgelenk aufprallen.

gung nicht mehr funktioniert und ein heftiger Schmerz sie durchfährt. Allerdings gibt es am Handgelenk auch kleine Handwurzelknochen, die nach einem Sturz nicht mehr Schmerzen als bei einer Prellung verursachen, sodass der Bruch lange Zeit nicht entdeckt wird – dennoch kann er Schaden anrichten.

Ab wann zum Arzt?

Am besten gehen Sie nach einem solchen Sturz oder Unfall gleich direkt zum Arzt oder es wird noch an Ort und Stelle ein Krankenwagen gerufen. Dieser bringt Sie in eine Notaufnahme, wo ein Röntgenbild erstellt wird. Darauf ist klar erkennbar, ob ein Knochen gebrochen ist. Anschließend wird entschieden, ob sofort eine operative Versorgung des verletzten Knochens mittels Platten, Schrauben oder Drähten nötig ist oder eine adäquate Ruhigstellung z. B. in einem Gips ausreicht.

Nachbehandlung

In der Regel brauchen Knochen ca. vier Wochen bis zur Ausheilung und sollten so lange auch durch Ruhigstellung – in den meisten Fällen mittels eines Gipsverbandes – geschützt werden. Trotzdem dürfen und müssen Sie alle Gelenke, die nicht in die Gipsruhigstellung mit eingeschlossen sind, von Beginn an wieder bewegen, um Gelenkeinsteifungen von angrenzenden, gesunden Gelenken zu verhindern.

Hier gilt besondere Aufmerksamkeit vor allem den Fingern und dem Daumen, denn die langen Beuge- und Strecksehnen müssen in jedem Fall über das verletzte Gebiet gleiten. Es gibt nichts Ärgerlicheres, als wenn nach einem Handgelenksbruch kein Faustschluss mehr möglich ist oder gar der Ellenbogen oder die Schulter in ihrer Beweglichkeit eingeschränkt sind.

Deshalb verzichten Sie bitte auch auf eine Schlinge, die Sie um Ihren Hals tragen, um den verletzten Arm zu stützen. Hiermit werden die Muskeln der Schulter und des Ellenbogens nämlich nicht benutzt, und dies kann durch die Inaktivität zu schmerzhaften Bewegungseinschränkungen der nicht verletzten Gelenke führen.

Auch muss der Gips gut passen und darf zu keinem Zeitpunkt drücken oder Schmerzen verursachen. Falls dies der Fall sein sollte, gehen Sie zu Ihrem behandelnden Arzt und lassen Sie sich einen neuen Gips anlegen, um ungewollte langwierige Schmerzsyndrome zu verhindern.

Was kann ich selbst tun?

In den ersten Tagen ist es wichtig, dass der betroffene Arm möglichst immer über Herzhöhe gehalten wird, um der Schwellneigung entgegenzuwirken. Aktives Bewegen der angrenzenden Gelenke unterstützt den Körper ebenfalls dabei, die Schwellung abzubauen. Wenn der Gips es zulässt, können Sie Ihren verletzten Arm in den ersten Tagen auch mittels Coolpacks oder Eiswürfeln, die in einer Plastiktüte verschlossen sind, durch den Gips hindurch kühlen. Bei einer Ruhigstellung z.B. des Handgelenkes können Sie folgende Übungen im Gips mehrmals täglich für die Schulter und die Finger durchführen – immer langsam und kontrolliert:

1. Hand gestreckt und gespreizt (Ausgangsstellung)
2. Kleine Faust (Haken- oder Krallengriff)
3. Mittlere Faust (Manikürenstellung)
4. Plateaustellung der Finger (Fingerdach)
5. Komplette Faust
6. Finger spreizen und wieder anlegen
7. Daumenopposition (Spitzgriff zu jedem Finger)

Nehmen Sie nach jeder einzelnen Fingerstellung wieder die Ausgangsstellung 1 ein und halten Sie die Ausgangsstellung und die Eingangsstellung jeweils ca. 5 Sekunden, bevor Sie nochmals mit dem kompletten Übungsablauf beginnen. Hilfreich gegen die Schwellung ist eine Hochlagerung des Arms auf z.B. einer Stuhllehne oder einem Schaumstoffblock.

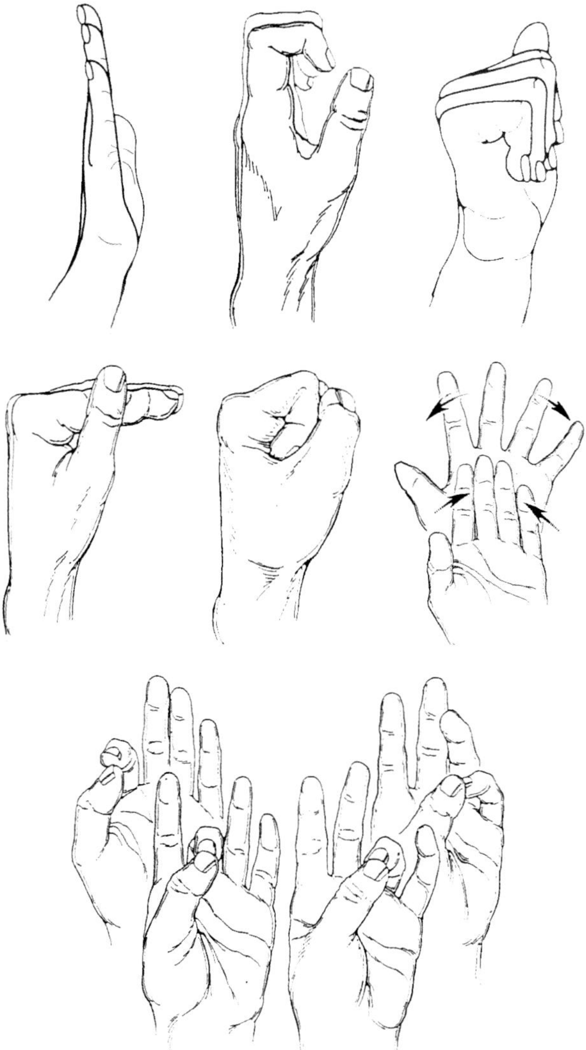

Durch diese Übungen vermeiden Sie Bewegungseinschränkungen von gesunden Gelenken während einer Gipsruhigstellung.

Sehnenverletzungen

Für die vielfältigen Funktionen und Greifmöglichkeiten unserer Hände und Finger sind Beuge- und Strecksehnen maßgeblich verantwortlich. Die langen Sehnen übertragen die Kraft der Muskelbäuche, die weiter oben am Unterarm liegen. Dadurch können wir unsere Finger beugen und strecken. Für jeden Finger gibt es zwei Beugesehnen: eine kurze Sehne, die nur bis zum Mittelglied zieht und hauptsächlich das Mittelgelenk beugt, und eine lange Beugesehne, die das Endgelenk bewegt und auch erst dort am Knochen befestigt ist. Die langen Strecksehnen bilden zusammen mit der Handbinnenmuskulatur einen komplexen Apparat, der sich bis in die Endglieder verfolgen lässt. Bei einer Verletzung einer oder mehrerer dieser wichtigen Strukturen kann es zum vollständigen Funktionsverlust mit erheblichen Bewegungseinschränkungen kommen. Schnitt- oder Stichverletzungen durch Messer, Scherben oder Konservendeckel, starke Quetschungen oder auch Maschinen wie Kreissägen oder Schleifmaschinen können schwere Verletzungen mit Beteiligung von Beuge- und/oder Strecksehnen verursachen.

Ab wann zum Arzt?

Bei großen Unfällen ist die Behandlung im Krankenhaus selbstverständlich. Aber wie kann man erkennen, ob bei manchmal doch eher unauffälligen Stich- oder Schnittverletzungen, die vielleicht noch nicht mal sehr bluten, Sehnen verletzt sind? Dies gelingt uns nur über eine Funktionsprüfung, die eigentlich vom Arzt vorgenommen werden sollte. Aber um selber abzuwägen, ob ein Arztbesuch bei kleinen Verletzungen notwendig ist, gibt es einige Anhaltspunkte, an denen man sich grob orientieren kann.

Normalerweise sind unsere Finger in entspannter Stellung in leichter Beugung in Grund-, Mittel- und Endgelenk eingestellt. Bei einer kompletten Durchtrennung der starken Beugesehnen steht der verletzte Finger in einer unnatürlichen Streckstellung. Die aktive Beugung im Endgelenk und/oder im Mittelgelenk ist nicht mehr möglich oder nur noch sehr schwach.

Bei **Sehnenverletzungen** unbedingt sofort ins Krankenhaus

Bei stark blutenden Wunden mit Bewegungsverlust bzw. Bewegungseinschränkungen sollte schnellstmöglich ein Arzt oder Krankenhaus in der Nähe aufgesucht werden. Dort wird durch verschiedene Funktionstests untersucht, welche Struktur genau verletzt ist.

Auf der Streckseite kann der betroffene Finger nicht mehr vollständig in den einzelnen Gelenken gestreckt werden oder hängt im Vergleich zu den anderen Fingern etwas nach, was auf verschiedenen Höhen möglich ist – je nach Verletzungshöhe. Wenn Sie so einen Funktionsverlust eventuell auch erst ein paar Tage nach der Verletzung bemerken, suchen Sie möglichst bald einen Arzt auf.

Aufgrund der Dichte der wichtigen Funktionseinheiten, wie Sehnen, Nerven und Gefäßen auf engstem Raum, kann selbst eine kleine Handverletzung große Auswirkungen auf die Funktion haben. Manchmal sind unvollständige Durchtrennungen sehr schwer zu diagnostizieren, da die Funktion eventuell noch möglich ist, aber deutlich abgeschwächt. Im Zweifelsfall wird mit einer Betäubung die vorhandene Wunde erweitert und die Sehnen werden auf ihre Kontinuität kontrolliert.

Therapie

Durchtrennte Sehnen müssen operativ von einem erfahrenen Handchirurgen sorgfältig genäht werden. Meist können die durchtrennten Enden mit einer stabilen Naht wieder gut aneinander befestigt werden. Genähte Sehnen brauchen allerdings eine aufwendige Nachbehandlung, die bei einem

Handtherapeuten stattfinden sollte. Wir erwarten von unseren Sehnen nämlich sehr viel: Sie müssen einerseits wieder reißfest werden, um Kraft ausüben und kraftvoll zupacken und loslassen zu können. Andererseits sollen sie auch locker und leicht hin und her gleiten können, um beweglich und koordinativ geschickt wieder präzise Tätigkeiten – wie Knöpfe zu schließen, Geldstücke aufzuheben und festzuhalten, eine Tastatur zu bedienen oder gar ein Instrument zu spielen – zu ermöglichen. Die Heilungszeit für eine Sehne beträgt insgesamt zwölf Wochen, bis sie wieder normal und kraftvoll im Alltag eingesetzt werden darf. In dieser Zeit gibt es verschiedene Aspekte in der Nachbehandlung zu beachten. In den ersten Wochen nach einer operativen Versorgung muss durch eine angepasste Schiene die Bewegung limitiert werden, um die Sehnennaht vor erneutem Reißen zu schützen. Allerdings neigen Sehnen während der Heilung dazu, nicht nur mit sich selbst, sondern auch mit dem umliegenden Gewebe zu verwachsen, was zu Bewegungseinschränkungen führen kann. Um diese Gewebsverklebungen und Gelenkeinsteifungen zu vermeiden, muss in der Therapie zum einen die Sehne bewegt und zum Gleiten gebracht werden, zum anderen müssen auch die Gelenke endgradig durch bestimmte therapeutische Techniken mobilisiert werden. Nach ca. sechs Wochen wird die Bewegungslimitierung aufgehoben. Jetzt muss langsam das volle Bewegungsausmaß wieder erarbeitet werden, allerdings noch ohne die heilende Sehne großen Widerständen auszusetzen oder Kraft auszuüben. Erst nach zwölf Wochen sind alle Arbeiten und ein kraftvolles Zupacken wieder erlaubt. Um ein gutes funktionelles Ergebnis nach Sehnenverletzungen zu erhalten, bedarf es neben einer guten operativen Versorgung ebenso einer intensiven Nachbehandlung über mehrere Wochen hinweg. Aber am wichtigsten ist die aktive Mitarbeit des Verletzten selber, der zu jedem Zeitpunkt in den zwölf Wochen viel Disziplin, Geduld und Mühe aufbringen muss, um wieder eine gute Greiffunktion seiner verletzten Hand zu erreichen.

Anhang

Hilfsmittel und Nützliches

Viele der nachfolgend erwähnten Produkte sind in Haushaltskatalogen oder zeitweise beim Discounter erhältlich. Unter dem Begriff »Handtrainer« werden Sie etliche Übungsgeräte finden. Alle Geräte bekommen Sie in Orthopädie-Fachgeschäften, der Apotheke, in Sportgeschäften oder einfach im Internet. Hier ein paar Anregungen:

- Therapieknete: Orthopädie-Fachgeschäft (keine Kinderknete, diese ist zu wenig elastisch)
- Hilfsmittel wie Griffverdickungen zum Gelenkschutz: Haushaltskataloge, Orthopädie-Fachgeschäfte
- Große Öffner für Dosen, Gläser und Flaschen zur besseren Kraftübertragung: Haushaltskataloge, Orthopädie-Fachgeschäfte
- Steckdosenadapter mit Auswurfhilfe: Elektrofachhandel
- Ergonomische Messer mit abgewinkeltem Griff: Internet, Haushaltskataloge, Ikea
- Silikonfingerlinge (manchmal auch als Zehenschutz erhältlich): Internet, Haushaltskataloge
- Massageringe (auch erhältlich unter der Bezeichnung Akkupressurringe) für Finger/Hand: Internet, Haushaltskataloge
- Paraffinbad: oft unter Kosmetikbedarf
- Kohlensäurebäder: Apotheke oder Internet

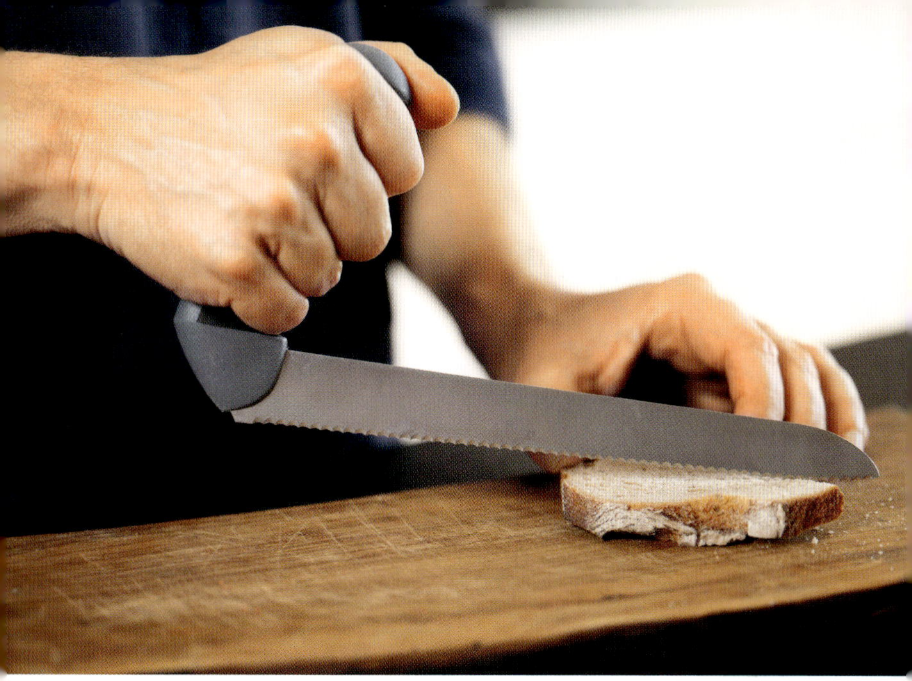

Ein ergonomisches Messer mit abgewinkeltem Griff tut gute Dienste.

- Linsen-, Raps-, Reis-, Erbsenbäder: einfach selber in große Schüsseln füllen
- Peeling mit Salz und Pflegeöl oder Honig: selber herstellen mit dem Lieblingsöl, Drogeriemarkt
- Pflegende Öle (Olivenöl/Rosenöl/Lavendelöl/Rosmarinöl etc.)
- Digi-Flex®: Orthopädie-Fachgeschäft oder Internet
- Therabänder/TheraBand Flexbar®: Orthopädie-Fachgeschäft, Sportgeschäft oder Internet
- Powerball (auch als Rollerball oder GyroTwister® erhältlich: Orthopädie-Fachgeschäft, Sportgeschäft oder Internet
- B.O.I.N.G. Arm Exerciser®/SwingSider®/Schwingstab: Orthopädie-Fachgeschäft oder Internet

Weiterführende **Links**

Suche nach Handtherapeuten:
Deutsche Arbeitsgemeinschaft für Handtherapie
www.dahth.de

Suche nach Handchirurgen:
Deutsche Gesellschaft für Handchirurgie
www.dg-h.de

Hilfsmittel für den Haushalt:
Die moderne Hausfrau
www.moderne-hausfrau.de

Selbsthilfegruppen:
Deutsche Rheuma-Liga
www.rheuma-liga.de

Deutsche Gesellschaft für Rheumatologie
www.dgrh.de

Bildnachweis

Mit 92 Farbfotos von Holger Münch, münch lichtbildnerei, Stuttgart, muench-lichtbildnerei.com

Mit 14 Abbildungen von Adobe Stock: Seite 11 (vipman4), 15 (Alila Medical Media), 17 (Andrew Popov), 21 (astrasystem), 57 (RFBSIP), 60 (Alila Medical Media), 61 (Valentina), 68 (Alila Medical Media), 77 (VectorMine), 81 (eyepark), 86 (Yulia), 88 (kittisak), 91 (Artemida-psy), 94 (Oporty786)

Foto Seite 89 und Illustration Seite 103: Archiv der Autorin

Impressum

Umschlaggestaltung und -illustration: buxdesign | Lisa Höfner unter Verwendung eines Motivs von Adobe Stock (Катерина Тарасенко)

Mit 101 Farbfotos und 7 Farbzeichnungen.

Gedruckt auf chlorfrei gebleichtem Papier

ISBN 978-3-96859-061-5
Projektleitung: Nicole Janke
Redaktion: Christine Gerstacker, München
Gestaltungskonzept: bux design, München
Gestaltung und Satz: Katrin Kleinschrot, Stuttgart
Produktion: Vanessa Frömmig
Druck und Bindung: Printer Trento
Printed in Italy/Imprimé en Italie